マイクロスコープ動画 88本で学ぶ！

精密補綴処置

支台歯形成，圧排，印象採得から，
プロビジョナルレストレーションの調整，患者説明まで

監修：辻本 恭久
著：小林 平／佐久間 利喜／菅原 佳広／三橋 純

クインテッセンス出版株式会社　2024

Berlin | Chicago | Tokyo
Barcelona | London | Milan | Paris | Prague | Seoul | Warsaw
Beijing | Istanbul | Sao Paulo | Zagreb

本別冊の活用法

　本別冊は，辻本恭久先生による監修の下，小林平先生，佐久間利喜先生，菅原佳広先生，三橋純先生の4名の先生方に，マイクロスコープ下における精密補綴処置について解説いただいたものである．"マイクロスコープ動画88本で学ぶ！"とのタイトルにもあるように，4名の著者による処置の実際を動画で観ることができるのが本別冊の大きな特徴である．次頁に動画目次をまとめているので参照されたい．

　本別冊を活用いただくために，著者4名それぞれのテーマカラーを下記のごとく設定した．ミラーテクニック中心の菅原先生は「ブルー」，三橋先生は「オレンジ」，直視中心の小林先生は「ライトグリーン」，佐久間先生は「レッド」となっている．ページの端の色を見れば，読みたい著者のページにすぐ飛べるようになっているので，ぜひ自身の臨床に合ったスタイルを探していただければ幸いである．　　　（編集部）

【ミラーテクニック中心】

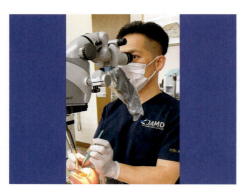

菅原佳広

・使用マイクロスコープ：OPMI PROergo
・使用カメラ：ソニー α7 III

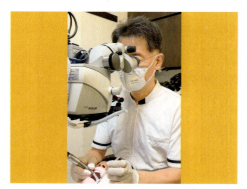

三橋　純

・使用マイクロスコープ：OPMI PROergo
・使用カメラ：MKC-500HD（Ikegami）
・画像記録装置：ADMENIC-DVP2

【直視中心】

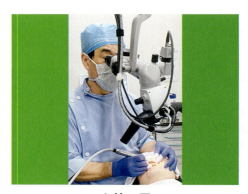

小林　平

・使用マイクロスコープ：OPMI pico MORA
・使用カメラ：MKC-230HD（Ikegami）
・画像記録装置：メディア

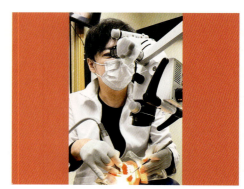

佐久間利喜

・使用マイクロスコープ：ブライトビジョン5000
・使用カメラ：ブライトビジョン内蔵

動画目次

1	咬頭嵌合位の確認（小林 Dr）	P16
2	咬合接触状態の検査①（小林 Dr）	P17_図2
3	咬合接触状態の検査②（小林 Dr）	P17_図3
4	咬合接触状態の検査③（小林 Dr）	P17_図4
5	咬合接触状態の検査④（小林 Dr）	P17_図5
6	上顎前歯隣接面の形成（菅原 Dr）	P26
7	上顎前歯切縁の形成（菅原 Dr）	P27
8	上顎前歯唇側面の形成（菅原 Dr）	P28
9	上顎前歯口蓋側歯頸部の形成（菅原 Dr）	P29
10	上顎前歯口蓋側中央部の形成（菅原 Dr）	P30
11	上顎前歯唇側面の仕上げ形成（菅原 Dr）	P31
12	上顎前歯近心コンタクト形成（小林 Dr）	P35
13	上顎前歯遠心コンタクト形成（小林 Dr）	P36
14	③ 遠心コンタクト形成（小林 Dr）	P37
15	① 遠心コンタクト形成（小林 Dr）	P38
16	② 遠心コンタクト形成（小林 Dr）	P39
17	③ 遠心コンタクト形成（小林 Dr）	P40
18	①｜① 唇側面形成（小林 Dr）	P41
19	③〜① 唇側面形成（小林 Dr）	P42
20	上顎前歯舌側面形成（小林 Dr）	P43
21	上顎前歯切端形成（小林 Dr）	P44
22	上顎前歯舌面形成（小林 Dr）	P45
23	上顎前歯概形成修正（小林 Dr）	P46
24	上顎前歯全体仕上げ（小林 Dr）	P47
25	下顎前歯唇側の概形成（三橋 Dr）	P48
26	下顎前歯舌側の概形成（三橋 Dr）	P49
27	下顎前歯隣接面の概形成（三橋 Dr）	P50
28	下顎前歯切縁の概形成（三橋 Dr）	P51
29	下顎前歯舌側面の概形成（三橋 Dr）	P52
30	下顎前歯の最終形成（三橋 Dr）	P53
31	④ 近遠心隣接面の形成（小林 Dr）	P54
32	④ 隣接面・唇側面の形成（小林 Dr）	P55
33	④ 舌側の形成（小林 Dr）	P56
34	④ 隅角部の形成（小林 Dr）	P57
35	④ 咬合面の形成①（小林 Dr）	P58
36	④ 咬合面の形成②（小林 Dr）	P59
37	④ の概形仕上げ（小林 Dr）	P60
38	③ 隣接面の形成（小林 Dr）	P61
39	③ の概形仕上げ（小林 Dr）	P62
40	③ 舌側・近心軸面の形成（小林 Dr）	P63
41	③ 唇側・軸面・舌側の形成（小林 Dr）	P64
42	④③ の仮形成の確認（小林 Dr）	P65
43	上顎小臼歯隣接面の形成（菅原 Dr）	P68
44	上顎小臼歯咬合面の形成（菅原 Dr）	P69
45	上顎小臼歯頬側面の形成（菅原 Dr）	P70
46	上顎小臼歯口蓋側面の形成（菅原 Dr）	P71
47	上顎小臼歯形成細部の仕上げ（菅原 Dr）	P72
48	上顎小臼歯頬側面の形成（佐久間 Dr）	P77
49	上顎小臼歯口蓋側の形成（佐久間 Dr）	P78
50	上顎小臼歯咬合面の形成（佐久間 Dr）	P79
51	下顎小臼歯頬側の形成（三橋 Dr）	P81
52	下顎小臼歯舌側の形成（三橋 Dr）	P82
53	頬粘膜を巻き込みそうな時の対応（三橋 Dr）	P83
54	下顎小臼歯隣接面の形成（三橋 Dr）	P84
55	下顎小臼歯咬合面の形成（三橋 Dr）	P85_図12
56	下顎小臼歯隣接面の線角を丸める（三橋 Dr）	P85_図13
57	上顎大臼歯口蓋側の形成（三橋 Dr）	P92
58	上顎大臼歯頬側の形成（三橋 Dr）	P93
59	上顎大臼歯隣接面の形成（三橋 Dr）	P95
60	上顎大臼歯咬合面の形成（三橋 Dr）	P96
61	上顎大臼歯最終形成（三橋 Dr）	P97
62	上顎大臼歯頬側中央部の形成（佐久間 Dr）	P101
63	上顎大臼歯頬側近遠心部の形成（佐久間 Dr）	P102
64	上顎大臼歯口蓋側の形成（佐久間 Dr）	P103
65	上顎大臼歯咬合面の形成（佐久間 Dr）	P104
66	下顎大臼歯隣接面の形成（菅原 Dr）	P108
67	下顎大臼歯咬合面の形成（菅原 Dr）	P109
68	下顎大臼歯頬側面の形成（菅原 Dr）	P110
69	下顎大臼歯舌側面の形成（菅原 Dr）	P111
70	下顎大臼歯形成細部の仕上げ（菅原 Dr）	P112
71	下顎大臼歯頬側面の形成（佐久間 Dr）	P114
72	下顎大臼歯舌側面の形成（佐久間 Dr）	P115
73	下顎大臼歯咬合面の形成（佐久間 Dr）	P116
74	印象採得（菅原 Dr）	P122
75	咬合採得①（小林 Dr）	P124
76	咬合採得②（小林 Dr）	P125
77	咬合採得③（小林 Dr）	P126
78	プロビジョナルクラウンの製作①（菅原 Dr）	P127_図1
79	プロビジョナルクラウンの製作②（菅原 Dr）	P127_図2
80	プロビジョナルクラウンの製作③（菅原 Dr）	P129
81	形成時の左右の視野の違い（菅原 Dr）	P138
82	形態の変化を2画面で説明（小林 Dr）	P145_図1
83	拡大視野下で修復物の緩みを確認・説明（小林 Dr）	P145_図2
84	ヘアクラックライン等についての説明（小林 Dr）	P145_図3
85	歯列不正に対する再治療の必要性の説明（小林 Dr）	P145_図4
86	クラックの確認・説明（小林 Dr）	P146_図5
87	垂直的歯根破折の確認・説明（小林 Dr）	P146_図6
88	抜歯後の破折の確認・説明（小林 Dr）	P146_図7

CONTENTS

本別冊の活用法 **4**

CHAPTER 1　総論

1．マイクロスコープ下での補綴処置のための診査・診断 **10**

2．マイクロスコープ下での支台歯，クラウン形成 **12**

CHAPTER 2　マイクロスコープ下での補綴処置のための診査・診断

1．咬頭嵌合位が適切な位置であるかどうかの診断 **16**

2．術前の咬合接触状態の検査 **16**
①少数歯の補綴処置／②咬合再構成が必要な補綴処置／③口腔内診査

CHAPTER 3　マイクロスコープ下での支台歯形成

1．**上顎前歯（ミラーテクニック）** **22**
概説／目標となる支台歯の形態と理由／手順1　隣接面の形成／手順2　切縁の形成／手順3　唇側面の形成／手順4　口蓋側歯頸部の形成／手順5　口蓋側中央部の形成／手順6　細部の仕上げ

2．**上顎前歯（直視）** **33**
はじめに／概説／手順1　近心コンタクト形成／手順2　遠心コンタクト形成／手順3　3｜遠心コンタクト形成／手順4　｜1遠心コンタクト形成／手順5　｜2遠心コンタクト形成／手順6　｜3遠心コンタクト形成／手順7　1｜1唇側面形成／手順8　3～1唇側面形成／手順9　舌側面形成／手順10　切端形成／手順11　舌面形成／手順12　概形修正／手順13　全体仕上げ

3．**下顎前歯（ミラーテクニック）** **48**
手順1　唇側の概形成／手順2　舌側の概形成／手順3　隣接面の概形成／手順4　切端の概形成／手順5　舌側面の概形成と隅角処理／手順6　最終形成

4．**下顎前歯〜小臼歯（直視）** **54**
手順1　4｜近遠心隣接面の形成／手順2　4｜隣接面・唇側面の形成／手順3　4｜舌側の形成／手順4　4｜隅角部の形成／手順5　4｜咬合面の形成／手順6　4｜咬合面2面形成／手順7　4｜の概形仕上げ／手順8　3｜隣接面の形成／手順9　3｜の概形仕上げ／手順10　3｜舌側・近心軸面の形成／手順11　3｜唇側・軸面・舌側の形成／手順12　4｜,3｜の仮形成の確認

5．**上顎小臼歯（ミラーテクニック）** **66**
概説／目標となる支台歯の形態と理由／手順1　隣接面の形成／手順2　咬合面の形成／手順3　頬側面の形成／手順4　口蓋側面の形成／手順5　細部の仕上げ／ミラーポジションとミラーでの見え方／支台歯形成後の確認

6．**上顎小臼歯（直視）** **75**
概説／上顎小臼歯のポジショニングと拡大倍率の設定／手順1　頬側面の形成／手順2　口蓋側面の形成／手順3　咬合面の形成／まとめ

7．**下顎小臼歯（ミラーテクニック）** **81**
手順1　頬側の形成／手順2　舌側の形成／頬粘膜を巻き込みそうな時の対応／手順3　隣接面の形成／手順4　咬合面の形成

8．**上顎大臼歯（ミラーテクニック）** **86**
概説／目標とする支台歯の形態と理由／患者の頭位の設定／術者の位置の設定／術者の手の準備／左手と右手の準備／舌側面の形成／手順1　口蓋側の形成／手順2　頬側の形成／頬粘膜を巻き込みそうな時の対応／手順3　隣接面の形成／手順4　咬合面の形成と隅角処理／手順5　最終形成と模型

9. **上顎大臼歯（直視）**··· 98
   概説／頬粘膜排除のポイント／マテリアルの選択による形成の注意点／手順1 頬側中央部の形成／手順2 頬側近遠心部の形成／手順3 口蓋側の形成／手順4 隅角部の形成／手順5 咬合面の形成／手順6 最終確認，修正

10. **下顎大臼歯（ミラーテクニック）**··· 105
    概説／目標となる支台歯の形態とその理由／手順1 隣接面の形成／手順2 咬合面の形成／手順3 頬側面の形成／手順4 舌側面の形成／手順5 細部の仕上げ／支台歯形成における左右の違いについて

11. **下顎大臼歯（直視）**··· 113
    概説／手順1 頬側面の形成／手順2 舌側面の形成／手順3 咬合面の形成

CHAPTER 4　マイクロスコープ下の補綴処置の各ステップの実際

1. **クラウン修復の印象採得**··· 118
   ①プロビジョナルクラウンを外す際の注意点
   ②印象採得における歯肉圧排
   ③圧排糸の挿入方法
   ④ダブルコードテクニック

2. **咬合採得**··· 123
   ①クロスマウントテクニックによる咬合採得の手順
   ②プロビジョナルレストレーションをもとに咬合印象用トレーを用いて咬合採得をする方法
   ③プロビジョナルレストレーションをもとにブロックごとに咬合採得をする方法

3. **プロビジョナルクラウンの製作**··· 127
   ①ティッシュペーパーを用いて練和
   ②ゴム状になったら一発で撤去
   ③マージン部を鉛筆でマーキングしない

CHAPTER 5　患者への説明を生かした補綴処置

1. **マイクロスコープとIOSを活用した患者説明**··· 132
   ①術前診断とカウンセリング
   ②プロビジョナルレストレーションと本印象
   ③シェードテイキングと形態の決定
   ④データの保存・共有

2. **動画撮影における左右の目の使い分け**··· 136
   ①利き目とカメラの搭載位置
   ②クラウン修復時の注意点

3. **患者の説明にマイクロスコープを生かした補綴処置**··· 139
   ①診療の場面に応じた説明のポイント
   ②支台歯形成中の説明のポイント

4. **映像記録装置を用いた患者説明**··· 145
   ①不適合補綴装置・修復物の検査
   ②歯冠表面のチッピングやヘアラインクラック等の説明
   ③歯根破折の検査

付録　精密補綴処置に役立つ！　著者陣おすすめマテリアル一覧　　　　　　　　　　148

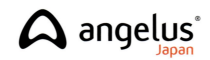

医療現場を考え抜いた操作性
４つの機能を１つにまとめた手術用顕微鏡

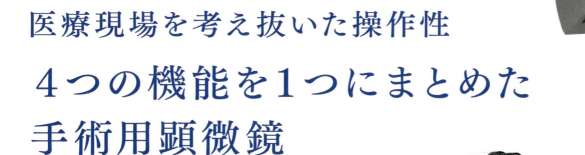

Precision プレシジョン
SM620
4 in 1 with 4K　カメラ内蔵

シームレスな無段階電動ズーム変倍機能

総合倍率3.4倍から20.4倍まで、電動によるシームレスな倍率変更が可能です。

フォーカス調整幅270mmのバリオフォーカスレンズ

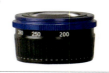

焦点距離190mmから460mmまで、顕微鏡ヘッド部を上下に動かすことなくフォーカス調整が可能です。

190mm
270mm
460mm

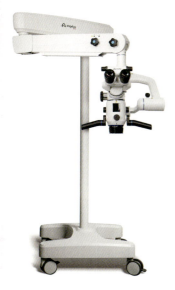

4 in 1 Module

30°エクステンダー、ビームスプリッター、ターンテーブル、4Kカメラが1つにまとまった「4 in 1 module」を標準装備。内蔵されている4Kカメラは、フットスイッチまたはワイヤレスマウスで静止画と動画の撮影が可能です。

デモ申込みはこちら

●発売元：株式会社ヨシダ　東京都台東区上野7-6-9
ユニット・歯科材料・滅菌器などのお問い合わせは
コンタクトセンター　0800-170-5541

販売名：プレシジョン SM620
一般的名称：可搬型手術用顕微鏡 / 手術用顕微鏡
届出番号：27B1X00147000018（一般 特管 設置）
製造販売元：　Angelus Japan 株式会社　〒567-0041 大阪府茨木市下穂積4丁目13番206

CHAPTER 1

総論

1章　総論

1. マイクロスコープ下での補綴処置のための診査・診断

　歯科治療を行うにあたって，患者さんの口腔内の情報を得るにはさまざまな方法がある．

　まずは，肉眼で患者さんの口腔内全体を視診し，あるいは顎顔面領域や必要に応じて全身的な診査も必要になる．肉眼で見えない部分については，エックス線検査が必要になり，CBCT（図1）での撮影やパノラマエックス線写真（図2），デンタルエックス線写真（図3）などから得られる情報が必要となる．

　とくに，根管治療が必要になる歯においては，デンタルエックス線写真では判断がつかない歯の形態をCBCTで把握することができる（図4〜10）．

　肉眼での視診においては，歯頸部や歯間部の詳細な状態や歯冠部のクラックなどは判断がつきにくい．そのため，歯そのものや口腔内軟組織の状態をマイクロスコープで観察することで，正確な診査が可能となる．

　とくに，本別冊のテーマである補綴処置を行ううえでのマイクロスコープを使用した診査からは，さまざまな情報を得ることができ，補綴装置は何を選択するとよいのか，どの歯を支台歯として使用できるのかなどの判断の一助となる．

　マイクロスコープからの診査情報，エックス線写真等からの検査情報やその他の情報と合わせて，総合的にどのように判断していけばよいか，この項では解説してもらう．

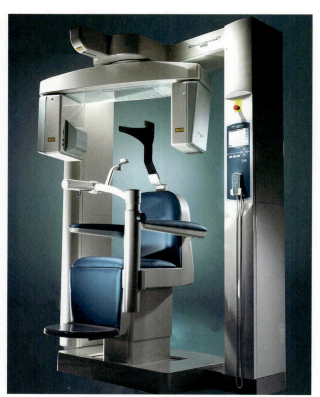

図1　2001年に発売開始となったCBCT．現在，日本では20,000台以上が普及している．

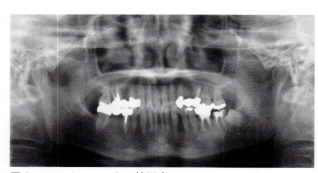

図2　パノラマエックス線写真．

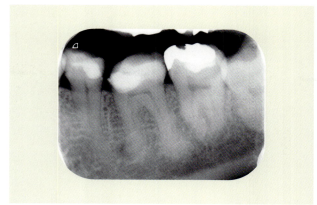

図3　デンタルエックス線写真．

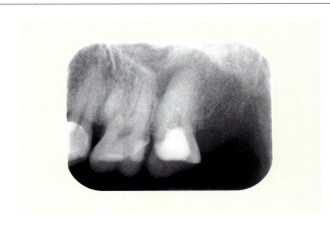

図4 7┘のデンタルエックス線写真.

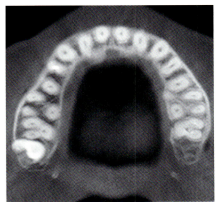 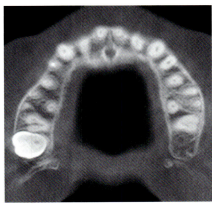 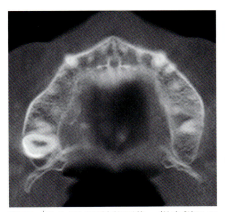

図5 7┘のCBCT軸位断像. 歯冠側における像.
図6 7┘のCBCT軸位断像. 中央側における像.
図7 7┘のCBCT軸位断像. 根尖側における像.

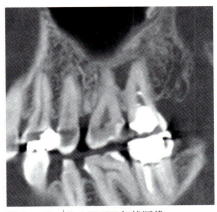 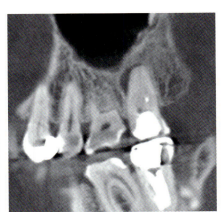 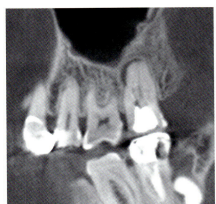

図8〜10 7┘のCBCT矢状断像.

1章 総論

2. マイクロスコープ下での支台歯, クラウン形成

　マイクロスコープ下で根管治療や保存修復処置を行う基本的な手技については，これまでに多くの書籍が出版されている．根管治療は，咬合面から充填物や感染歯質を除去し，天蓋を除去，根管口明示へと続く一連のマイクロスコープの操作において，ミラーを用いての操作ではある程度のミラーの傾き調整で済むことが多い．

　すなわち，咬合面からアクセスする面をミラーでみた時，近心・遠心・頬側・舌側の観察は手首の調整だけで角度を変えれば，大臼歯であっても，ほぼ根管口部すべてを観察しながら処置することは可能である（図11, 12）．

　また，ラバーダム防湿を行い，術野を絞ることができ，ミラーの角度，切削器具の選択が適切に行えれば問題が生じることは少ない．チェアのポジションについても，鏡視下で行っている多くの先生は，12時近辺でのポジションをとっていることと思う．

　しかし，支台歯を切削してクラウン形成を行う場合，さまざまな点に注意しなければ正確な形成を行うことができず，維持の悪い形態の形成になることもある．

　マイクロスコープ下で支台歯形成を行うにあたり，直視下での形成を行うのか，ミラーを用いた鏡視下での形成を行うのかは，「こうしなければいけない」という定義はない．すなわち，術者が行いやすい方法で行えばよいのであるが，「直視下だけで」あるいは「鏡視下だけで」という形成は困難を極める場合が多い．

　上顎と下顎の歯を切削する場合，マイクロスコープの角度をどのようにすると使いやすいのか？　チェアのポジションをどの位置にすればよいのか？　当然，直視中心での処置の場合，マイクロスコープの対物レンズをどこに向けて，接眼レンズをどの角度にするか？　鏡視下においても同様で，上顎と下顎では当然ポジションが変わることになるし，右側と左側では頬粘膜をどのように排除しながら行ってよいのかなどが詳細に書かれた書籍はない．また，術者の位置関係だけでなく介補者の位置関係もそれぞれの方法によって変わりがあることになる．

　マイクロスコープ下での形成は，肉眼での形成と違い，深みや厚さにおいて判断に迷うことがある．当然そのような時には，肉眼で確認をしながら行っていけばよいと考えるが，マイクロスコープを使用しての形成時の厚みの問題をどのように判断してい

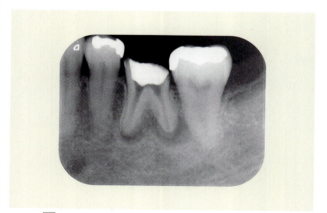

図11　｢7のデンタルエックス線写真．

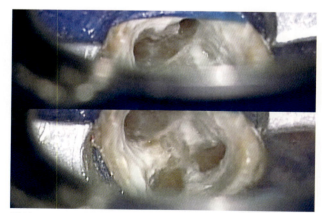

図12　マイクロスコープ下でミラーの位置を変えて，｢7近心根の2根管口と遠心根の2根管口を観察．

くとよいのか，平行性の問題を解決するためには倍率をどのようにしていけばよいのかなど，疑問に思う点は多々あると思う．

臨床で大臼歯の咬合面，隣接面を削除する際，図13〜18のように切削していくが，隣接面を切削した後の，咬合面をどの角度でみながら削除するのかよいのか迷うこともあり，それぞれ切削後のエッジ部を確認してからの仕上げをどうするかについても適切に指示された書籍はない．

それぞれの方法で，支台歯を切削する際，その手順，すなわちどの面からどのように削っていくのかということや，各ステップでの注意点を，それぞれの立場から4名の先生方に詳細な解説をお願いした．本別冊では，各段階での手技や注意点を写真で示すばかりではなく，2次元コードを読み込むことによって，動画をとおしてその手順をみることができる．

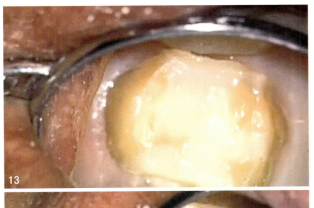
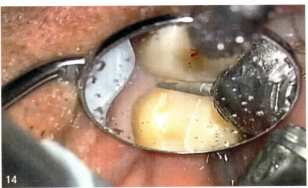
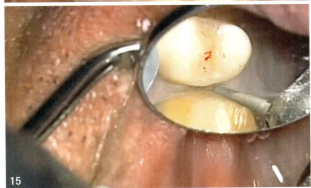
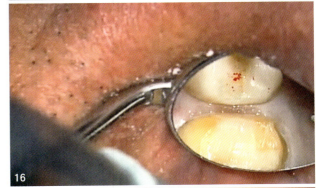
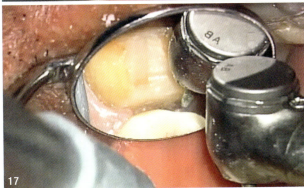
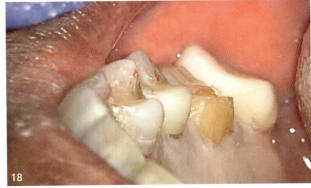

図13｜6歯冠形成中のマイクロスコープ画像（12時のポジションにてミラーテクニック下で行っている．図14〜17まで同様）．
図14〜17｜6隣接面切削中のマイクロスコープ画像．
図18｜6のマイクロスコープ直視で近心からの画像．エッジ部の仕上げや，咬合面の仕上げをこの後行わなければいけない．

PRECISION MICROSCOPE Manufactured by zumax
BrightVision 2000/2050
歯科用マイクロスコープ　ブライトビジョン 2000/2050

新機能：ペンデュラム・プロ

接眼レンズ部は常に水平をキープ

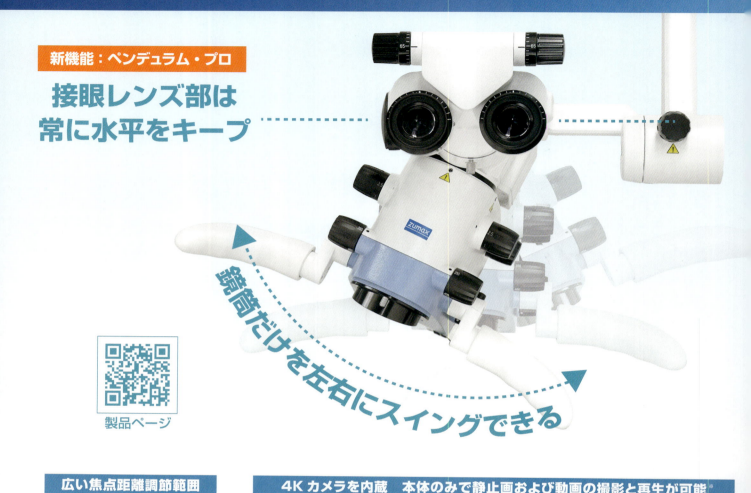

鏡筒だけを左右にスイングできる

製品ページ

広い焦点距離調節範囲

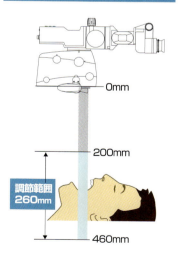

0mm / 200mm / 460mm
調節範囲 260mm

4K カメラを内蔵　本体のみで静止画および動画の撮影と再生が可能※

※カメラを内蔵していないモデルもございます。HDMI 入力対応のテレビモニターが必要です。

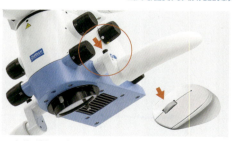

本体ボタンやマウスで静止画＆動画の記録開始

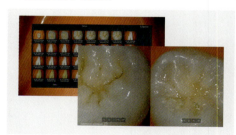

マウス操作で一覧表示、再生、比較ができます

ブライトビジョン 2000：5段階ドラム式変倍機構

対物レンズ倍率	0.4×	0.6×	1×	1.6×	2.5×
総合倍率	3.1×	4.7×	7.8×	12.5×	19.5×

ブライトビジョン 2050：無段階ズーム式変倍機構

対物レンズ倍率	0.4x〜2.4x
総合倍率	3.1x〜18.8x

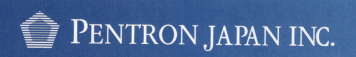

ブライトビジョン 2000：届出番号 13B2X00022000135号　　ブライトビジョン 2050：届出番号 13B2X00022000136号

PENTRON JAPAN INC.

製造販売元：ペントロンジャパン株式会社
〒140-0014 東京都品川区大井 4-13-17 5F・6F
TEL. 03-5746-0316　FAX. 03-5746-0320

マイクロスコープ下での補綴処置のための診査・診断

2章　マイクロスコープ下での補綴処置のための診査・診断

1. 咬頭嵌合位が適切な位置であるかどうかの診断

　正面から顔貌を確認して，顔面の左右対称性を観察する．口腔内診査では，上下顎の歯列の不正や位置関係を観察する．軽く開閉口運動をさせるタッピングによって，そのポイントから咬頭嵌合位への変位が生じていないかを視診によって確認する．
　マイクロスコープでは，倍率4〜16倍程度までを使用して，タッピングポイントから習慣性咬頭嵌合位までの歯の滑走状態を観察する．タッピングポイントから滑走して咬頭嵌合位に収束する際には，指先で滑走の歯に触れることにより，歯の動揺度の指標であるフレミタスを触知できる．指先の感覚とマイクロスコープでの観察を組み合わせることにより，より精度の高い検査が可能となる（図1）．

2. 術前の咬合接触状態の検査

　通常の検査では，咬合紙を用いて歯の接触記録を観察するが，マイクロスコープを用いた診査では，強拡大で咬合面を観察することにより，咬合紙と歯のファセットの組み合わせの観察が可能である．
　タッピングポイントと偏心運動を印記する際には，タッピングポイントで青の咬合紙を，偏心運動で赤の咬合紙を使用するようにしたほうがマークの状態が確認しやすい．タッピングポイントは点であるのに対して偏心運動は面となるため，偏心運動の記録に濃い色である青を使用すると，赤の視認が困難となるためである．咬合紙による印記と拡大下での歯のファセットを観察することによって，咬合接触状態の診査が可能である．
　偏心運動は患者自身が自由に動かすとなかなかスムーズな運動ができないため評価が困難となる．筆者は患者を水平位として，左手親指と薬指もしくは小指で上顎歯列の頬側面を触れ，右手で頤を軽く保持してタッピングや偏心運動を行わせるようにしている．偏心運動時の滑走運動がスムーズに行われているかは，上下顎を保持している手指の感覚と，歯の滑走状態をマイクロスコープで視覚的に確認することで評価できる（図2，3）．

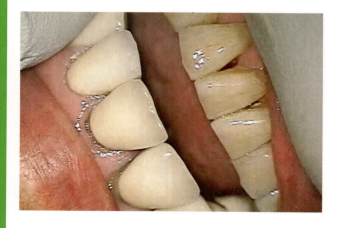

図1　患者は65歳，女性．上顎はすべて補綴装置が装着されており，咬合時違和感と口腔周囲諸筋の痛みを主訴に来院．3⏌の陶材金属冠は陶材が破折しており，金属が露出している．タッピングの位置から習慣性咬頭嵌合位までに歯の滑走を認めた．

① 少数歯の補綴処置

少数歯の補綴処置では，顎機能に異常な所見が認められなければ，現在の咬合状態が適切であるかどうかの診断を行うこととなる．少数歯の補綴処置では，通常はそのままの咬合状態を保持することになると思われるが，補綴装置による咬合の崩壊を誘発しないように，基本的な咬合診査は行ったうえで処置を決定することが望ましい（図4, 5）．

② 咬合再構成が必要な補綴処置

多数歯にわたる補綴処置や術前の咬頭嵌合位に不調和が生じている場合で，矯正歯科治療ではなく補綴処置が必要なケースでは顎位を再構成する必要がある．咬合再構成を行うためには，咬合平面の設定や咬頭嵌合位となる下顎位に検討を行い，咬頭嵌合位と偏心運動での咬合接触を再構成する必要がある．

その際に基準となるのは，頭蓋顔面に対する咬合平面の位置関係であり，左右的には瞳孔間線を，前後的にはカンペル平面やHIP平面などを参考に設定する．また，咬合平面の高さの基準は前歯部においては上口唇の位置を基準とし，下顎臼歯部は臼歯後隆起の1/2の高さを基準とするのが一般的である[1]（図6～8）．

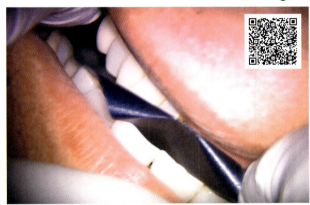
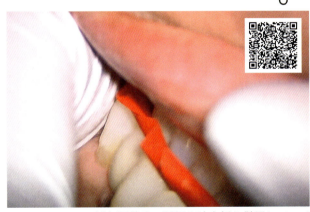

図2, 3 ⌊3の補綴装置破折を主訴に来院．口腔内診査による咬合面のファセットと偏心運動時の評価を咬合紙を併用してマイクロスコープにて診査を行った．

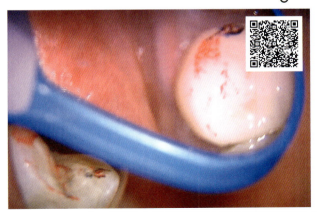
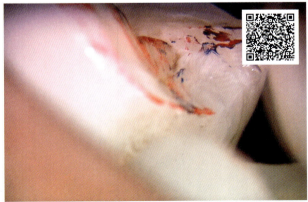

図4, 5 タッピング運動や側方運動時の咬合接触を診査して，若干の咬合調整は必要であるが，主訴である⌊6の補綴処置のみの治療とすることとした．

③ 口腔内診査

筆者が担当する大学病院での補綴処置を必要とする患者は，過去に補綴処置が繰り返し行われており，年齢も50歳以上の中年期以降であることが多い．このような患者の場合，口腔内に装着されている補綴装置は，ほぼ部分的な処置の繰り返しにより数か所の歯科医院で時期を異にして行われているのが現状である．また，その多くは咬合再構成が必要な全顎症例である．

口腔内検査で，マイクロスコープによる拡大下で動画撮影を行うことにより患者説明や治療計画の選択を行っているが，多くの症例で感じることはその治療の正当性である．装着されている修復物や補綴装置は，マイクロスコープを用いた拡大下での診査ではほぼすべてが不適合である．

装着されている補綴装置はおそらく，寒天とアルジネート印象材の連合印象で製作されており，使用している金属も金銀パラジウム合金である．そのため，鋳造精度による適合の精度にも限界があると考えられる．

そして，本来であれば顎矯正の適応であったと推察される症例も多く，歯軸の変更のため補綴装置が装着されている歯はほぼ失活歯で，また不適切な根管治療が施されている．加えて，支台装置には太く長い金属製のダウエルコアが装着されていることも多いため，治療にあたっては歯質が希薄で破折の可能性を考慮しながらの治療計画の立案となる．

最近では，MIの概念の広がりから以前のような治療ではなくなっていると思われるが，再治療の必要性を考慮すると，全顎的な補綴処置は40代以上の壮年期で検討すべきものであると考えている．

人生100年時代といわれている現在で，補綴処置の生存率は10年を超えると急速に低下し，15年生存率は60〜70％になるともいわれている．また，支台歯が失活歯である場合，生活歯と比較して生存率が有意に低いことから，できるだけ歯髄の保存に努めることが必要である[2]．

おわりに

全顎症例における検査にはさまざまな項目が挙げられるが，筆者が目標にしているのはタッピングポイントの収束と，スムーズな偏心運動の確立である．不適合補綴装置や咬合平面のずれを検査のうえ，補綴的な修正が可能かどうかを判断したうえで，患者の年齢を考慮した治療計画の立案を行うように心がけている．

参考文献
1. 中野雅徳，坂東永一（編）．咬合学と歯科臨床．よく噛めて，噛み心地の良い咬合を目指して．東京：医歯薬出版，2011．
2. 矢谷博文，三浦宏之，細川隆司，小川匠，木本克彦，松香芳三（編）．クラウンブリッジ補綴学 第6版．東京：医歯薬出版，2021．

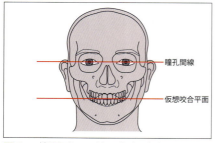

図6 前頭面から見た仮想咬合平面の設定．参考文献1より改変・引用．

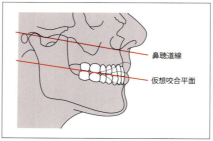

図7 矢状面から見た仮想咬合平面の設定．参考文献1より改変・引用．

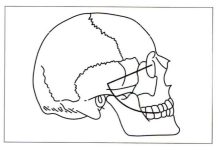

図8 スピーの湾曲．下顎犬歯の尖頭と下顎臼歯部の頬側咬頭頂を連ねてできた前後的湾曲を矢状面に投影した際に見られる円弧．参考文献1より改変・引用．

イノベーション・オブ・ラミネートベニア

20年の臨床と研究が示す価値
― 2 Decades of Clinical and Research Excellence ―

大河雅之：著

唯一無二、ラミネートベニアの集大成。

世界的潮流として、歯科界の方向は最小必要限度の治療により最高の治療成果を挙げる MI のコンセプトが主流となっており、審美歯科治療はまさにその先駆けとなっているが、この書籍はその指導書とも言えるであろう……**Dr. 山﨑長郎（東京都開業、日本臨床歯科学会理事長）**

長期にわたり、ひたすら MI にこだわったラミネートベニアを突き詰めていく姿はまさしく敬服に値する。この書籍が読者の MI と接着にこだわる審美治療のバイブルになるであろうと確信している……**Dr. 土屋賢司（東京都開業、日本臨床歯科学会専務理事）**

今後、臨床歯科医にとってのラミネートベニアのバイブルは、Dr. Okawa M の本書「The Innovation of Laminate Veneers」に変化すると思っている……**Dr. 鈴木真名（東京都開業、日本臨床歯科学会理事）**

MI 修復治療のための必須テクニックとなったラミネートベニア。本書は、その第一人者である Dr. 大河雅之（東京都開業、日本臨床歯科学会理事長幹事／東京支部長）が 20 年以上にわたるラミネートベニア臨床と研究についてまとめた渾身の 1 冊。ラミネートベニアの歴史から多数の中長期予後症例、デジタルラミネートベニアに関する研究および症例、専用バーキットの紹介や前歯・臼歯ラミネートベニアの支台歯形成クラシフィケーションなど、まさに圧巻の内容とボリューム。現在、そして将来の審美修復のクオリティーを考える歯科人必携の 1 冊。

＜ Contents ＞
- **Opening Graph**（Case Presentation）
- **Chapter 1** Prologue：接着＋ MI を用いたコンベンショナルラミネートベニアの安定性とその Biomimetic Principle
- **Chapter 2** Conventional Laminate Veneer Restorations: Medium to Long Term Follow Up Cases 中長期的予後をもつラミネートベニアの症例紹介
- **Chapter 3** Case Presentation：コンベンショナル・ラミネートベニアの集大成 中等度の酸蝕症に対する低侵襲かつ全顎的な接着修復症例
- **Chapter 4** Laminate Veneers: The Movement to Digitalization ラミネートベニア デジタル化への動き
- **Chapter 5** The Classifications of Anterior Laminate Veneer Tooth Preparation and Clinical Cases of Digitalized Veneers 前歯部ラミネートベニア形成デザインの分類とクラシフィケーションにあわせたデジタルラミネートベニア症例紹介
- **Chapter 6** The Classifications of Posterior Laminate Veneer Tooth Preparation 臼歯部ラミネートベニア形成デザインの分類
- **Chapter 7** Case Presentation: The Grand Finale: Minimally Invasive Full-Mouth Rehabilitation Adapting Digital Dentistry 最終章：デジタルデンティストリーに適応した低侵襲フルマウスリハビリテーション症例

QUINTESSENCE PUBLISHING 日本 ●サイズ:A4判 ●464ページ ●定価44,000円（本体40,000円＋税10%）

クインテッセンス出版株式会社

〒113-0033 東京都文京区本郷3丁目2番6号 クイントハウスビル
TEL. 03-5842-2272（営業） FAX. 03-5800-7592 https://www.quint-j.co.jp e-mail mb@quint-j.co.jp

マイクロスコープをしっかり学びたい初心者から，さらに治療の質を高めたい経験者に送る一冊！

始めよう！ 極めよう！ マイクロスコープ
その仕組み・使い方と各分野の治療が上達するための5STEP

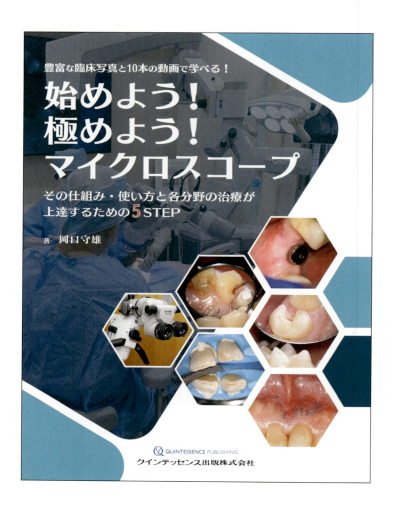

時代とともに，歯科では"低侵襲"な治療が求められるようになってきた．それは歯科の一分野のみだけではなく，すべての分野にいえることであり，その治療を行う際に必要となってくるのが拡大視野下で治療が行えるマイクロスコープである．

本書では，マイクロスコープをしっかり学びたい初心者から，さらに治療の質を高めたい経験者まで，多くの歯科医師が活用・上達できるように，5つのステップで解説．マイクロスコープの活用法が，豊富な臨床写真と10本の動画から学べる一冊となっている．

CONTENTS

プロローグ
マイクロスコープの活用法をステップで学び，各分野の治療に活用しよう！

Chapter 1
マイクロスコープの基本を知ろう！

Chapter 2
歯科治療におけるマイクロスコープの使い方を学ぼう！

Chapter 3
5ステップで各分野の治療を上達させよう！

Chapter 4
マイクロスコープ治療を極めよう！

著　岡口守雄

●サイズ：A4判変型　●216ページ　●定価15,400円（本体14,000円＋税10%）

クインテッセンス出版株式会社
〒113-0033　東京都文京区本郷3丁目2番6号　クイントハウスビル
TEL 03-5842-2272（営業）　FAX 03-5800-7592　https://www.quint-j.co.jp　e-mail mb@quint-j.co.jp

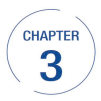

マイクロスコープ下での支台歯形成

3章　マイクロスコープ下での支台歯形成

1．上顎前歯（ミラーテクニック）

概説

上顎前歯部の支台歯形成は，基本的に正面に位置している歯を形成するため，ほとんどの面を直視で形成することになる．しかしながら，マイクロスコープ下での形成となると，口蓋側を直視で行うか，ミラーテクニックで行うかでマイクロスコープの位置付けに関して効率が違うと考えられる．この部位ではミラーテクニックの難易度が低いため，初心者にとってもマスターしやすいと思われるので，ぜひとも挑戦していただきたいと考える．

唇側の形成は直視で行うが，形成量の確認はミラーを用いた横方向からのチェッキングビューで行うと，マイクロスコープを大きく動かす必要性もなく効率的である．

また，前歯部の支台歯形成では審美的な要求から歯肉縁下にフィニッシュラインを設定することが多くなるが，エキスカベーターなどのインスツルメントを用いて歯肉を排除して形成することにより，直視で行うことは可能となる．

目標となる支台歯の形態と理由

上顎前歯部の支台歯形態として，とくに重要な部分は各面の形成量とフィニッシュラインの設定位置であるといえる．これらに関しては他の部位でも重要ではあるが，とくに前歯部は歯冠が唇舌的に薄いため，色調再現するためのクラウンの厚み（形成量）の確保が難しく，許容される誤差は少なく正確に設定する必要がある．

また，前歯部は審美的要求の高い部位であるため，歯肉の形態に影響するフィニッシュラインの位置はクラウンのカントゥアとの関係性を考慮し，正確に設定する必要がある．

ここでは形成量と支台歯形態，形成の手順について解説していく．唇側面の形態は3面で形成するのが望ましいと考えている．古くは，2面で形成する

と書かれた成書もみられるが，その理由は記載されていない（図1）．あくまでも推察であるが，脆弱な無機セメントで装着する時代において，クラウンの保持のために歯頸部からの軸面テーパーを優先した考えではないかと思われる．

現代のオールセラミッククラウンやCAD/CAM冠を中心とした支台歯形成においては，均一で十分なクラウンの厚み，つまり形成量を設定する必要があるため，歯冠外形に追従した面の構成とすることが望ましい．結果として唇側は3面形成となる（図2）．隣接面は近遠心的な歯軸に平行な形成軸で，バーのテーパーがそのまま軸面テーパーとなるように形成する．

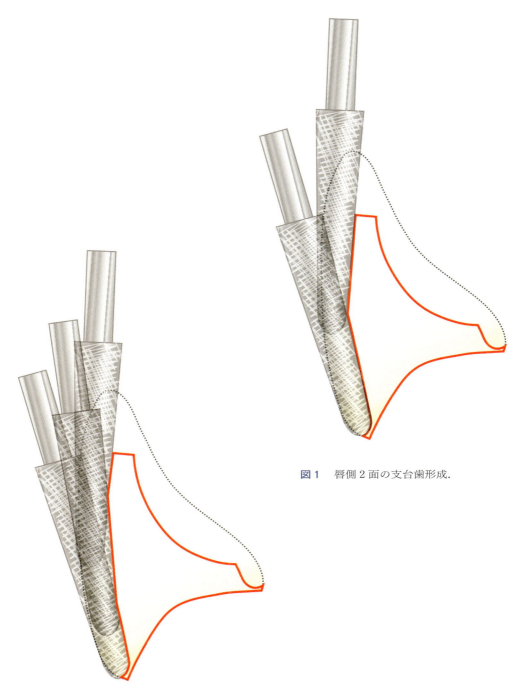

図1 唇側2面の支台歯形成.

図2 唇側3面の支台歯形成.

切縁は咬合平面と平行に設定する必要がある．隣接面と切縁は，後述する拡大視野での支台歯形成の基準としてとても重要であるため，正確に設定する必要がある（図3）．

これらのことから，上顎前歯部の支台歯形態は咬合平面に平行な切縁と歯軸に平行な形成軸による隣接面の軸面テーパー，唇側歯冠外形に従った3面形成，口蓋側歯頸部は唇側歯頸部と平行な形成軸による軸面テーパーを与え，口蓋側中央部はシャベル状の歯冠外形から適切なクリアランスを得るよう凹面となるよう形成することが基準となる（図4）．

とくにマイクロスコープを用いた支台歯形成において重要なことは，低倍率（3～5倍）での概形成において上記の支台歯形態を正確に行っておくことである．なぜなら，その後の仕上げ形成で高倍率（8～10倍程度）にした際に視野が狭くなり，咬合平面や歯軸を把握することができなくなるため，概形成の段階で患歯にすべての基準を設定しておく必要があるからである．

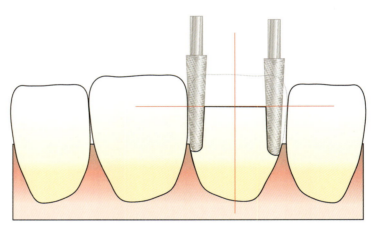

図3　隣接面と切縁の形成軸．

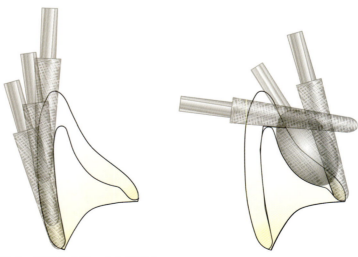

図4　唇側と舌側の支台歯形成．

以上のことを考慮し，以下の手順で支台歯形成を行うことを推奨する（図5）．

1. 隣接面の形成
2. 切縁の形成
3. 唇側面切縁側1/3の形成
4. 唇側面歯頸側1/3の形成
5. 唇側面中央部1/3の形成
6. 口蓋側歯頸部の形成
7. 口蓋側中央部の形成

一般的には，最初に切縁を形成し唇側，口蓋側を形成した後に隣接面を形成する手順であることは認識している．しかし，最初に切縁を形成しようとすると，隣接面にクリアランスがないため隣在歯を誤切削しないように気を付けながら削ることになる．結果として，正確に切縁を咬合平面に平行な直線となるように削ることができず，形成の基準となるような面の設定ができなくなる．

そのため，最初に隣接面を形成し，近遠心的な形成軸を確定させて，隣接歯との間にクリアランスがある状態で切縁を形成することにより，正確な形成軸の基準を患歯の中に設けることができるので，その後の高倍率での支台歯形成に誤差が生じない方法であるといえる．

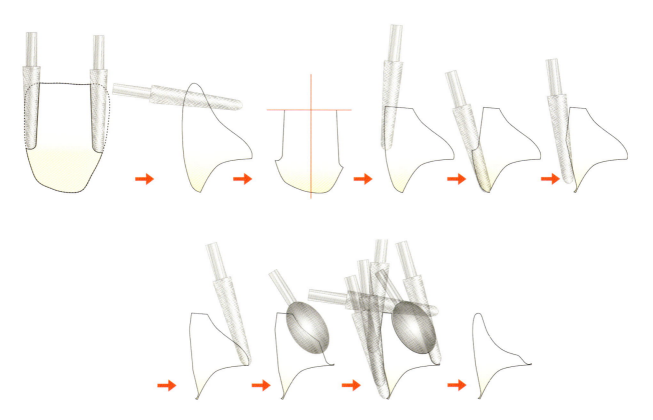

図5 支台歯形成の手順．

手順1　隣接面の形成

　上顎前歯部における隣接面の形成は，近遠心的な形成軸の基準となるように歯軸と平行にバーを当てて，唇側から口蓋側へ向かって形成するとバーに付与されているテーパーがそのまま支台歯の近遠心的な軸面テーパーとなる（図6）．隣在歯を傷つけないように薄皮を1枚残すようなイメージで慎重に形成する必要がある．

　ポジショニングは，患歯の唇側面を水平にし，マイクロスコープの鏡筒を垂直に位置付けて正面から見るようにする．その状態で患歯の形成する部位を視野の中央に位置付けることが基本となる（図7）．とくに意識して見る場所は，形成軸としてのバーの向き，形成面とバーの接触点，バーの先端とフィニッシュライン，隣在歯とバーの間のクリアランスの部分となる．

　これらをすべて同時に見たり，順番に指さし確認するような意識で見たりしながら進めていくと，エラーのない形成が可能となる（図8）．

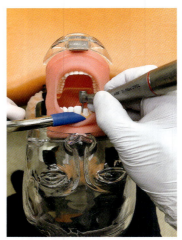

図6　隣接面形成時の手元．

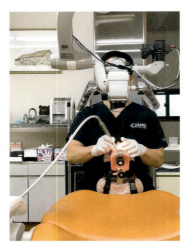

図7　隣接面形成時のポジション．

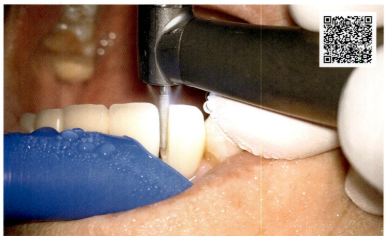

図8　隣接面形成時の拡大視野．

手順2　切縁の形成

　切縁の形成は，適切なクリアランスを与えた咬合平面に平行な平面となるよう正確に設定しなければならない．低倍率（3〜5倍）の概形成で両隣接面は垂直基準，切縁は水平基準として支台歯の形成軸の基準となるように設定する．

　高倍率（5〜8倍）で仕上げるときの限定された視野の中では形成軸を見失いやすく，この基準を頼りに形成軸を把握することになるため，正確に行っておくことが大切である．

　正面から見るようなポジショニングが適していると思われるが，バーがハンドピースのヘッドの陰に隠れて見えなくなるため，ヘッドを逃がしてバーが見えるようにする必要がある（図9〜11）．

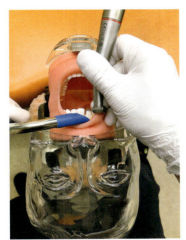
図9　切縁形成時の手元．

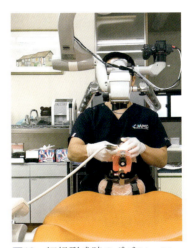
図10　切縁形成時のポジション．

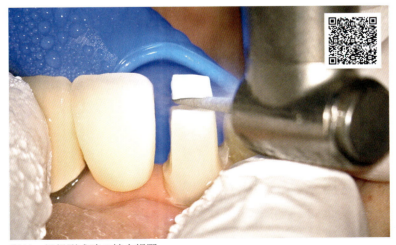
図11　切縁形成時の拡大視野．

CHECK!!

手順3　唇側面の形成

　唇側面の形成は，最初に切縁側1/3の面を形成するのだが，実際には切縁側1/2をクラウンに必要な厚み分削除するように形成する．次に，歯頸側1/2をフィニッシュラインの位置とクラウンの厚みを考慮して形成する．いわゆる2面形成に準じた形成面となる．最後に，唇側中央部1/3を歯冠外形の唇側中央部の面と平行に形成する．

　このとき，歯頸部1/3は歯冠部の形態やフィニッシュライン部の形態から，近遠心的にわずかに唇側に凸な曲面となる．しかし，中央部と切縁側1/3は歯冠外形も支台歯形態も近遠心的には平らな平面としなくてはならない．唇側を凸な曲面にしてしまうと，色調表現がもっとも重要部位に必要なマテリアルスペースを確保することができないため，注意が必要である（図12〜14）．

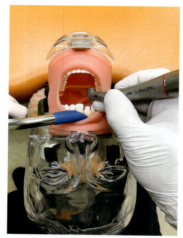

図12　唇側面形成時の手元．

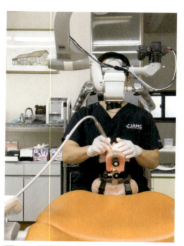

図13　唇側面形成時のポジション．

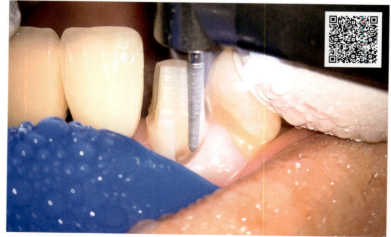

図14　唇側面形成時の拡大視野．

手順4　口蓋側歯頸部の形成

　口蓋側歯頸部は唇側面歯頸側1/3と平行な形成軸とする．マイクロスコープを用いて形成する場合，この部位をミラーテクニックで行うか，鏡筒を振って直視で行うかでタイプが分かれる．ここでは，ミラーテクニックで行う場合について解説していく．

　ミラーテクニックはある程度のトレーニングを必要とするが，上顎前歯部の口蓋側はもっとも難易度が低い部位と思われるため初心者が最初に行うのに適している．患者の開口量を一定に保つためにバイトブロックを使用し，ミラーの背面を対合歯に触れた状態にするとミラーが震えたり，フォーカスがずれたりせずに安定した形成が可能となる（図15）．

　唇側面を直視する時よりもマイクロスコープからミラーを経由して口蓋側面までの経路が長くなるため，チェアの高さを上げてフォーカスを合わせるのが基本となる（図16,17）．機種によっては広範囲のフォーカス調整が可能なものも発売されているため，マイクロスコープ側での調整が可能な場合もある．

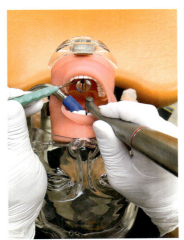

図15　口蓋側歯頸部形成時の手元．

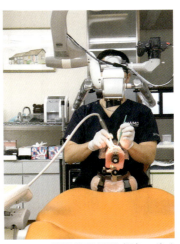

図16　口蓋側歯頸部形成時のポジション．

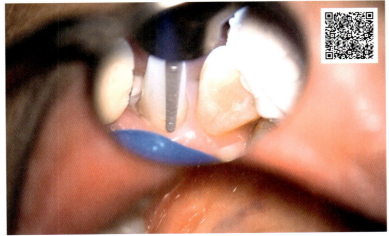

図17　口蓋側歯頸部形成時の拡大視野．

CHECK!!

手順5　口蓋側中央部の形成

　口蓋側中央部は，歯冠外形に追従した緩やかな凹面となるように形成する．また，口蓋側面はシャベル状の形態となり，近遠心の隆線部より中央は大きく陥凹しているため，十分な形成量を確保する必要がある．

　口蓋側歯頸部の形成時と同じポジションのミラーテクニックで形成し，形成量の確認は近遠心方向からミラーによるチェッキングビューで形態的に評価する．

　さらに，咬合させたときと下顎の偏心運動をさせたときの機能的なクリアランスも切縁側から確認する（図18〜20）．

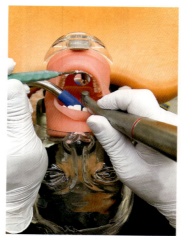

図18　口蓋側中央部形成時の手元．

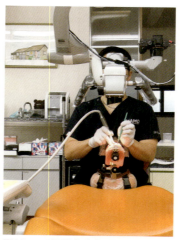

図19　口蓋側中央部形成時のポジション．

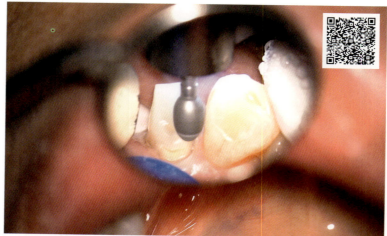

図20　口蓋側中央部形成時の拡大視野．

CHECK!!

手順6　細部の仕上げ

　手順1～5までを概形成として低倍率（3～5倍）で行い，正確に支台歯の形態と形成量を確定する．そのうえで細部の仕上げを行っていく．

　レギュラータイプのダイヤモンドポイントで概形成を行い，仕上げはスーパーファインを使用する．マイクロスコープ下での支台歯形成では基本的にエアータービンではなく，5倍速コントラハンドピースを使用したほうがよいと考えている．回転数の調整が可能であることと，軸ブレがなく，トルクがあるので細部の仕上げに適しているからである．

　支台歯形成の仕上げの際には，拡大倍率や仕上げのレベルに応じて回転数を下げて使用する．高倍率（5～8倍）にしてフィニッシュラインを整えていく際には，前歯部であれば歯肉縁下まで形成することもあるため，エキスカベーターなどを用いて歯肉を排除し，歯肉を損傷させないように形成していくことも重要である（図21）．

　フィニッシュラインばかりに気をとられて形成軸が変化しないように，隣接面と切縁に設定した基準とバーの向きをつねに照らし合わせるようにしながら，高倍率でも正確に形成するよう心がける．

　また，概形成のままでは，支台歯の角は鋭利になっているため，鋳造修復やCAD/CAM修復に合わせて適切な曲率に丸めて仕上げる（図22）．

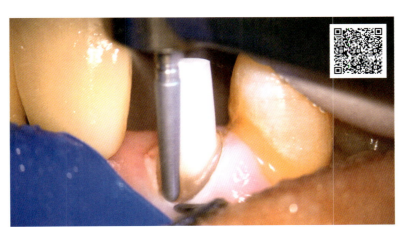

図21　唇側面の仕上げ形成．

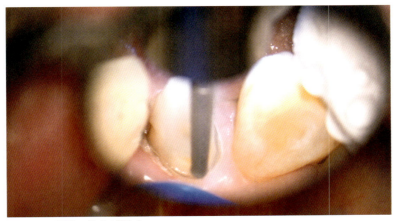

図22　口蓋側の仕上げ形成．

支台歯形成における左右の違いについて

　上顎前歯部の支台歯形成では，患歯が視野の中心にくるように，患者の頭部を左右にローテーションさせて位置付けることのみ注意すれば，左右の歯に対する形成法やポジショニングに大きな差はない．

支台歯形成後の確認

　支台歯形成後の確認は，まず正面から見て隣接面の形成軸が歯軸と平行であり，切縁が咬合平面と平行になっていることを確認する．

　次に，ミラーを用いて唇側面を両隣在歯と比較して，目標とする歯冠形態を想像し，そこから一定の形成量を確保するとともに相似形になっていることを確認する（図23）．さらに，ミラーを用いて切縁側から観察し，支台歯の切縁が唇舌的に隣在歯と揃っていることを確認する．

　最後に，咬合時と偏心運動時のいずれにおいても，機能的なクリアランスが確保されていることを確認する（図24）．

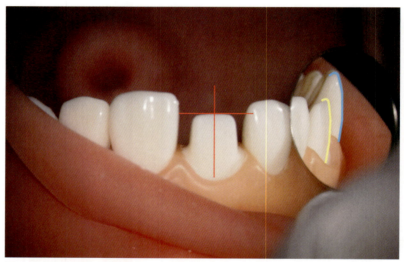

図23　支台歯形態の確認．

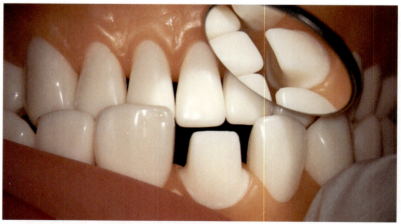

図24　クリアランスの確認．

2．上顎前歯（直視）

はじめに

　筆者は，歯冠補綴処置を専門とする，補綴専門医・指導医であり，日本顕微鏡歯科学会の認定指導医でもあるが，大学病院勤務のため，大学の診療システムのなかで日々の診療を行っている．そのため，マイクロスコープに特化した器材や器具の使用は制限されており，また，大学病院という教育病院のため，介補者には学生や研修医といったおよそマイクロスコープの介補には「素人」に教育を行いながらの治療となっている．

　診療器具の準備や補綴装置の研磨等も自分で行う必要があるため，サプライや技工室への移動も診療中に必要となる．このように，他の共著者とは異なった環境でのマイクロスコープの使用となっている．病院での所属はマイクロスコープ特診外来で，自費専門での補綴治療を担当している．症例は，補綴担当ということもあり，インプラント補綴や顎位の改変の必要性をともなった全顎治療が主となっている．

　使用しているマイクロスコープはCarl Zeiss OPMI picoで，2009年より診療に導入したが，それは技工室で技工用マイクロスコープを用いて調整を行っていた精密補綴装置の口腔内試適や装着に応用できると考えたからである．

　また，先に述べた治療環境と補綴治療専門という状況から，直視での使用を多用することとなる．また，機動性の関係からキーラー・アンド・ワイナーパノラミックXL5.5の双眼レンズと組み合わせて治療に臨んでいる．

　形成に使用しているのは，アレグラコントラWE-99 LEDG（1：4.5増速コントラ，トリプルスプレー）である．本院では200台程度の歯科用ユニットが設置されており，自家発電機能を有し，すべてのユニットで使用可能な増速コントラとして導入しているが，ヘッド部が大きく重さもあるため，コントラ本体の支持が難しくなる．しかし，エアータービンよりはダイヤモンドポイントの軸ブレがなく，回転数の調整も容易なため，マイクロスコープでの支台歯形成には増速コントラを用いている．

　直視での形成を行うため，ミラーを持つことは少なく，左手は空いているので増速コントラのヘッド部の支持は左手を補助として使用して行っている．そのポジションについては各パートの写真で確認してほしい．

　マイクロスコープというと，ポジションがどうであるとか，ミラーテクニックが必須であるとか，さまざまなハードルがあると思われがちだが，筆者の場合は双眼レンズで行っていた診療の延長にマイクロスコープがあるという感じになっている．口腔内消毒や浸潤麻酔，プロビジョナルレストレーションの除去等では双眼レンズを使用して行い，マイクロスコープ下での歯肉圧排，支台歯形成という感じになる．

　本稿では，そのような治療環境下でどのようにマイクロスコープを用いた拡大視野下での支台歯形成を行っているかを提示して，マイクロスコープの支台歯形成への応用に少しでも読者の方の参考になれば幸いである．

別冊 the Quintessence マイクロスコープ動画 88 本で学ぶ！　精密補綴処置

概説

前歯部における支台歯形成の形態は，いうまでもなく色調の回復を可能とする適切な歯質の切削量が必要とされ，また現在の技工操作のシステムを考慮するとCAD/CAM応用のセラミックスでの対応が必須となるため，緩やかな傾斜と丸みを帯びた形態となる．

連続歯であっても，支台歯形成の基本となるのは軸面形成で，これは患者の顔貌の正中にほぼ平行に設定する必要がある．歯軸のみを中心に軸面を設定すると，歯列の不正によって支台の軸面形成がばらばらとなり，結果として補綴装置の製作が困難になることがあるため注意が必要である．そのため，上顎前歯部では患者の鼻尖と上口唇を参考に，ハンドピース挿入方向の参考にしている．

また，直視で形成を行うためには，術者のポジションを患者の12時に固定するよりは，9時から12時半の位置で歯軸を確認しながら形成することが，軸面形成の方向を間違えないために有用である．

マイクロスコープを使用することにより，形成部位との距離は規定されるため裸眼で治療するような姿勢の自由度はなく，ほぼ強制された診療ポジションとなるため最初のうちは窮屈に感じるはずである．

形成手順は，以下のように行うことを推奨する．

① 隣接面の形成
② 唇側歯頸部側1/3の形成
③ 唇側切端側1/3の形成
④ 唇側中央部の形成
⑤ 口蓋側歯頸部の形成
⑥ 口蓋側舌面形成
⑦ 切縁の形成

このように，上顎前歯部の連続歯の形成は，歯列での歯軸の平行性やバランスが重要となるため，近遠心の軸面形成を最初に行い，最初の軸面を基準として正中寄りから形成を行っていくようにしている．

手順1　近心コンタクト形成

　本症例では上顎6前歯の支台歯形成を行うため，正中の1|1の隣接軸面から形成を行っている．

　使用しているダイヤモンドポイントは松風のオールセラミックバー106RDである．ダイヤモンドポイントの厚み半分程度を目安に，歯軸が傾かないように注意をしてコンタクトポイントを抜いていくようにする．

　形成ポジションは11時として，若干横からの視野をとれるようにしたほうが歯質形成量と歯軸の傾斜の確認が容易である．患者の頭位は水平とする．概形成での倍率は♯10を使用するため，前歯3〜4歯程度の視野であることから，基準となる最初の軸面形成が重要である（図1〜3）．

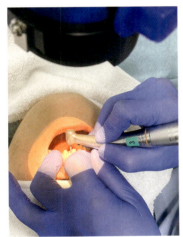
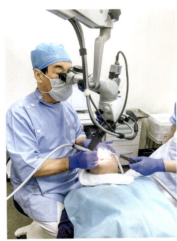

図1, 2　12時のポジションで歯軸を確認後，正中の隣接軸面を形成して軸面のガイドとする．形成のポジションは11時として患者の頭位は12時としている．

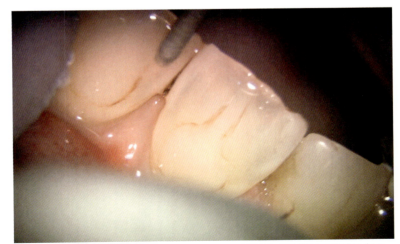

図3　動画①：松風のオールセラミックバー106RDで隣接面の形成を行う．

手順2　遠心コンタクト形成

　1遠心と2近心の隣接面形成では，術者のポジションは11時とし，患者の頭位は左に少し傾けて，形成軸面を視野の中央になるように設定して，若干形成面を斜めから見て形成を行う．

　先に形成した近心軸面をガイドに，軸面の形成を行う．コンタクトの歯質削除が終了した時点で，フィニッシュラインの大まかな歯質の形成量の確認ができるため，それをガイドに唇側面への隅角を削除して，唇面の削除量のガイドとなるようにする．

　唇面の歯質削除量はガイドグルーブを形成したほうが適切であるが，拡大下の形成であればダイヤモンドポイントで削除量の確認がある程度できるため，ケースバイケースで行うようにしている（図4～6）．

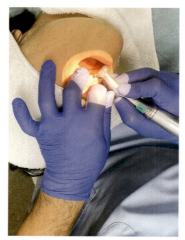
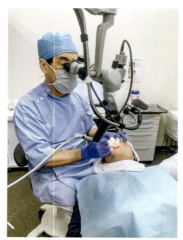

図4，5　11時のポジションで患者の頭位は少し左に向ける．患者の頭位を変化させ，形成軸面を視野の中央に設定する．

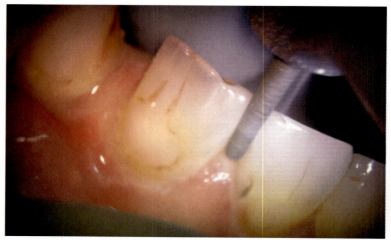

図6　動画②．

手順3　3|遠心コンタクト形成

3|の隣接面形成では，|4のコンタクトを誤切削しないように，3|の歯質を一層残して隣接面の軸面形成を行うように心がける．

教科書等では，隣接面の削除は細いポイントを使用するように記載されていることが多いが，細いポイントでは順次太いポイントに変更していくために，何度も隣接面を形成する必要があり，隣接歯を誤切削する可能性が高い．

また，連続歯の形成では，歯軸傾斜の確認を順次行いながら支台歯形成を行うため，ダイヤモンドポイントが隣接面を通過することが多くなる．そのため，最初にしっかりと隣接面を削除しておくことが誤切削の防止となる．

ポイントは手前に移動しなければ切削部位の確認は困難であるが，切削面の正面ではなく若干斜めから視野をもつことで，ポイントの先端を確認することが容易となる（図7～9）．

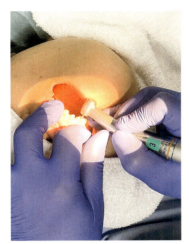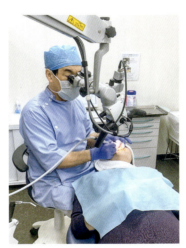

図7，8　3|の遠心コンタクトポイントが中央になるように設定し，ダイヤモンドポイントが軸面と平行になるように意識する．11時のポジションで患者の頭位は少し左に向ける．

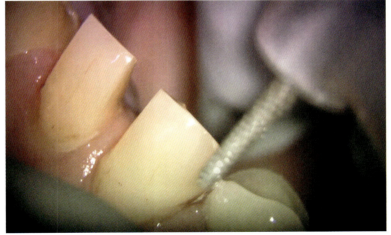

図9　動画③．

3章　マイクロスコープ下での支台歯形成

手順4　|1 遠心コンタクト形成

|1 遠心と|2 近心の隣接面形成では，術者のポジションは10時と11時の間ぐらいで，患者の頭位を少し右に傾けてもらい，形成軸面を視野の中央に設定して，若干形成面を斜めから見るようにして形成を行う．

先に形成した近心軸面をガイドに隣接面を形成して軸面を設定する．コンタクトの削除が終了した時点でフィニッシュラインからの形成量確認ができるため，隣接面から唇側面の隅角を形成して唇側面削除量のガイドとなるようにする（図10〜12）．

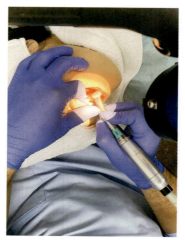
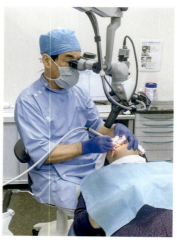

図10, 11　10時と11時の間ぐらいのポジションでコンタクトポイントが中央になるように設定する．患者の頭位は少し右を向けて隣接面を中央に設定する．

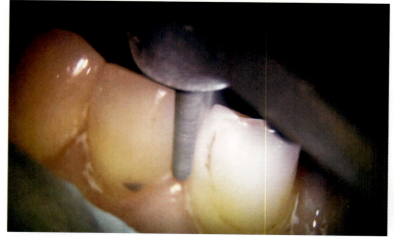

図12　動画④．

手順5　|2遠心コンタクト形成

|2遠心と|3近心の隣接面形成では，術者のポジションは10時で，近心の形成時よりやや患者の頭位を右に傾けてもらい，形成軸面を視野の中央に設定して，若干形成面を斜めから見るようにして形成を行う．

先に形成した近心軸面をガイドに軸面を設定する．コンタクトの削除が終了した時点で形成量の確認ができるため，唇側面への隅角を削除して唇面の削除量のガイドとなるようにする（図13〜15）．

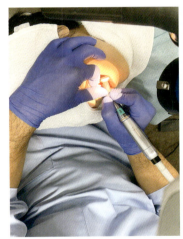 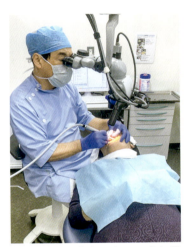

図13, 14　10時のポジションでコンタクトポイントが中央になるように設定する．患者の頭位は右に向けて形成面が中央になるように設定する．

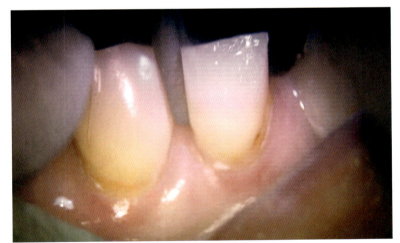

図15　動画⑤．

3章 マイクロスコープ下での支台歯形成

手順6　3̲遠心コンタクト形成

3̲遠心の隣接面形成では，術者のポジションは10時で，近心の形成時より頭位はより右に傾けてもらい，形成軸面を視野の中央に設定して，若干形成面を斜めから見るようにして形成を行う．

本症例では，3̲・4̲の隣接面が離開していたため，唇側より軸面形成が容易であった．隣接面軸面形成の削除量を基準として，遠心舌側の隅角と唇側の隅角ならびに唇面歯頸部歯質削除量の参考としている（図16〜18）．

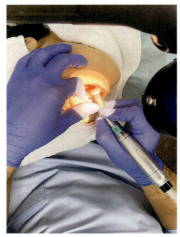 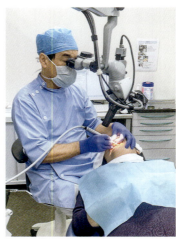

図16, 17　10時のポジションでコンタクトポイントが中央になるように設定する．近心隣接面の形成時より患者の頭位をより右に向けてもらい，コンタクトポイントが中央になるように設定する．

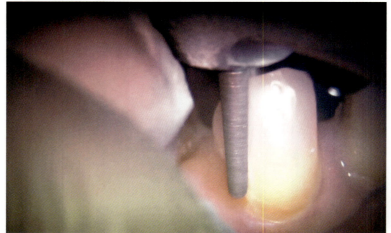

図18　動画⑥．

手順7　1|1唇側面形成

　1|1唇側面の形成は，患者の頭位はほぼ12時で，先に形成した隣接軸面から連続した形成とすることで歯質削除量のガイドとしている．

　歯頸部1/3程度の立ち上がりの形成を主に行い，その後，患者の頭位を下げるとともに下顎を上に向けてもらい，切端側1/3の形成を行う．

　切端側の形成が終了したら，歯頸部1/3と切端側を結ぶ歯冠中央部を含めて唇側面を整える．この際，患者の頭位を左に傾けるか，形成のポジションを10時に移動して，唇側を側面から見るようにして再度形成を修正する．

　本症例では充填されている修復物の除去を支台歯形成量のガイドとした（図19〜21）．

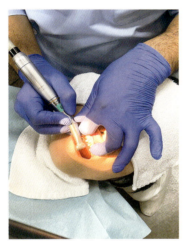
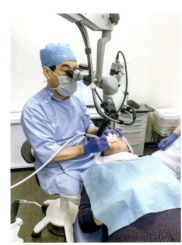

図19, 20　患者の頭位はほぼ12時で，術者は10時から11時のポジションで，唇側面を若干横から見るように設定する．

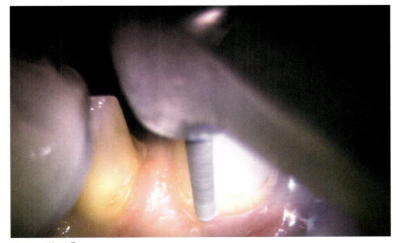

図21　動画⑦．

手順8　3〜1|唇側面形成

　3〜1|の唇側面形成のポジションは10時として，患者の頭位は少し左側へ向ける．本症例では，1|の唇面には充填物が認められるため，ガイドを形成して充填物の除去のガイドとしている．先に形成した近遠心の隣接軸面から連続した形成とすることで，歯質削除量の確認が可能となっている．

　近心隣接面〜唇側面〜遠心隣接面の3面2隅角を合わせて形成するようにして，形成面を連続性のあるものとしている．1|1と同様に歯面を3面ととらえて，歯頸部1/3と切端側1/3を結ぶ歯冠中央部を含めて唇側全面を整える（図22〜24）．

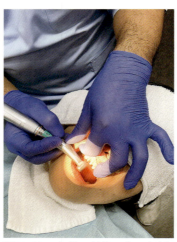 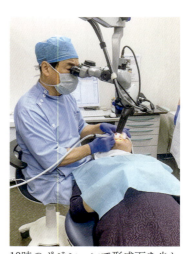

図22, 23　患者の頭位は少し左側に向け，10時のポジションで形成面を少し横から見るように設定する．

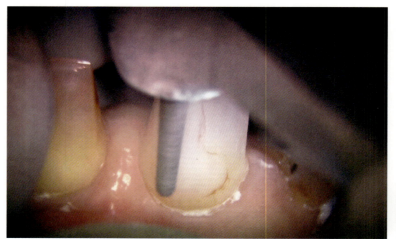

図24　動画⑧．

手順9　舌側面形成

　術者のポジションは10時，左側部位は患者の頭位は左側に向けるようにして，唇側歯頸部の形成後に，舌側の歯軸面の形成を行う．

　右側の部位は，術者のポジションを13時に移動して，患者の頭位は右側に傾けるようにして直視下で唇側の軸面と舌側の歯頸部の軸面の傾斜を確認しながら形成を行う．近心面と遠心面の形成は，術者のポジションと患者の頭位の位置で調整して直視下での形成が可能となる（図25～27）．

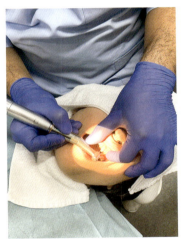
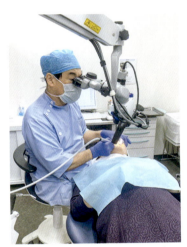

図25, 26　患者の頭位は左側に向けるようにして，可能な限り頤を上に向けるようにすると舌側が直視で確認できる．

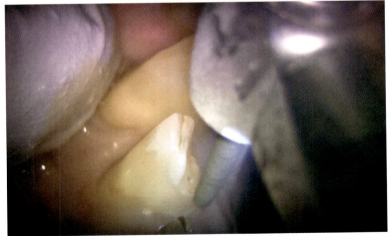

図27　動画⑨.

3章　マイクロスコープ下での支台歯形成

手順10　切端形成

　術者のポジションは12時から11時で，患者の頭位はほぼ12時の位置として，左側の形成では12時の位置，右側の形成では11時のポジションで若干斜めから形成面を確認できるように形成を行う．

　左側では遠心から近心，右側では近心から遠心に，歯軸に直角となるように削除する．その後，隅角部の修正を行い，形態を整える（図28〜30）．

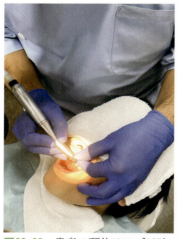 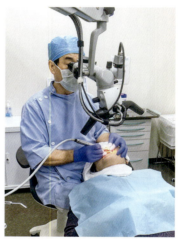

図28, 29　患者の頭位はほぼ12時で，左側の形成ではポジションは12時，右側の形成では11時のポジションで若干斜めから形成面を確認するようにする．

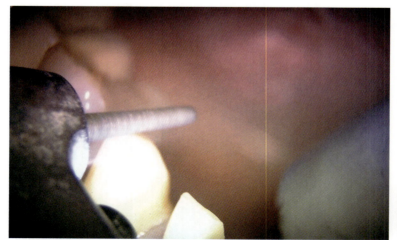

図30　動画⑩．

手順11　舌面形成

　咬合面や舌面の形成は最後に行うようにしている．これは筆者が，咬合支持を最後まで保存しておいたほうが支台歯形成を行いやすいためである．

　また，前歯部の形成では，舌面形成以外は同じダイヤモンドポイントで形成を行うため，バーの交換を少なくすることができる．

　術者のポジションは10時で，左側部位は患者の頭位は左側に向けるようにして，右側の部位は患者の頭位は右側に傾けるようにし，直視下で松風のダイヤモンドポイント#145を用いて，偏心運動での適切な形成量を確認しながら形成を行う（図31〜33）．

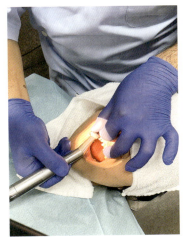
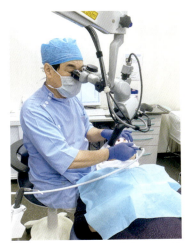

図31, 32　左側部位は患者の頭位は左側に向けるようにして，ポジションは10時で直視が可能である．

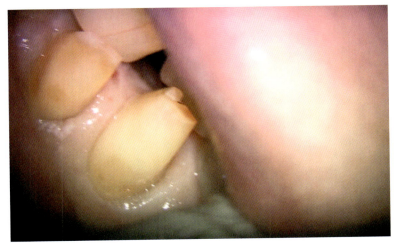

図33　動画⑪．

手順12　概形成修正

最後に，歯列全体のバランスを考慮して，各支台歯の形態を整えながら，隅角の修正等を行って概形成の仕上げを行う（図34～36）．

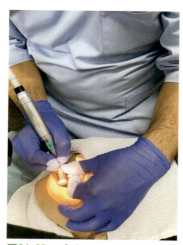
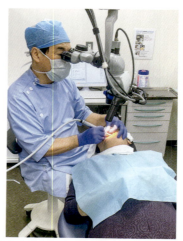

図34, 35　ポジションは10時で，患者の頭位を左側や右側に傾けることにより，直視で各支台歯の形態修正を行う．

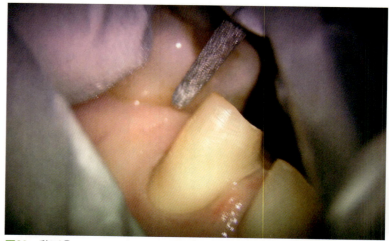

図36　動画⑫．

手順13　全体仕上げ

　概形成が終了したら，倍率を#16に変えて，ダイヤモンドポイントSF106RDとSF145を用いて歯面の仕上げを行う（図37〜39）．

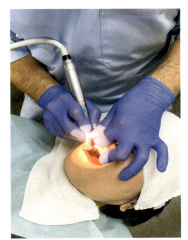
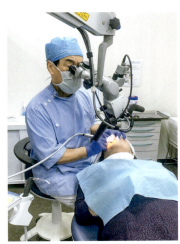

図37, 38　概形成が終了したら倍率を高倍率に変えて，SFのダイヤモンドポイントで歯面の仕上げを行う．

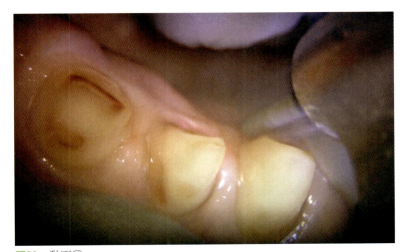

図39　動画⑬．

3. 下顎前歯（ミラーテクニック）

手順1　唇側の概形成

　バーの方向を，目を接眼レンズから外して顕微鏡下ではなく肉眼で確認して決める．とかく舌側へ倒れるようになりやすいので，注意が必要である．
　バーの方向を決定したら，ハンドピースの握りを変えないようにして形成を始める．ここではミラーを使わずに直視で形成することが多い．左手指でハンドピースを支えながらバーの先端を注視し，歯肉縁との関係を一定に保つように形成を進める（図1〜3）．

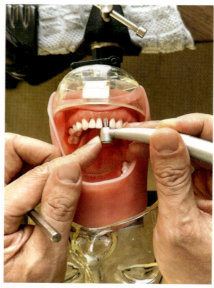

図1　左手人差し指を添えて，バーの安定を図る．

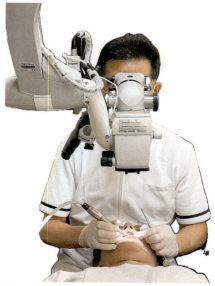

図2　術者は12時のポジション．

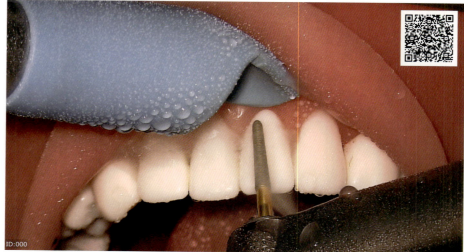

図3　歯肉縁とのバー先端の位置関係を見ながら形成する．

手順2　舌側の概形成

　唇側の形成に引き続いて，舌側の形成を行う．唇側を形成した際のハンドピースの握り方を変えずに，サベイヤーを動かすように舌側へバーを移動させるようにすると，テーパーが乱れない．

　倍率は，6倍程度の中倍率を用いる．ミラーを術野から少し離すように位置させると飛沫が少なくなる．アシスタントが適宜ミラーにエアーを吹きかけるようにして反射面の曇りを防止する（図4〜6）．

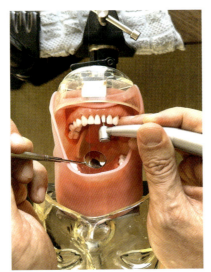

図4　3付近にフィンガーレスト．ミラーは遠くへ．

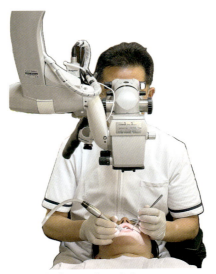

図5　術者は12時のポジション．

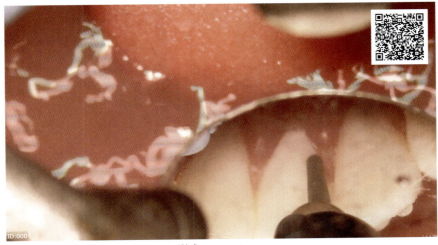

CHECK!!

図6　舌側面をミラーで見ながら形成している．

手順3　隣接面の概形成

　舌側の形成に続いて，隣接面の形成を行う．バーは唇舌側を形成したものより少し細めのもの(SJCDバーNo.6，メリーダイヤ)へ変える．

　バーの先端と歯肉縁の位置関係を注視しつつ，隣在歯とバー側面の位置関係にも配慮する．隣接面の歯質が薄皮1枚残るようにするために，必要に応じて倍率を中倍率から高倍率に変える．

　隣在歯の誤切削を防ごうとするあまりに，形成の幅が広くなりすぎると残存歯質が少なくなってしまうので注意する(図7〜9)．

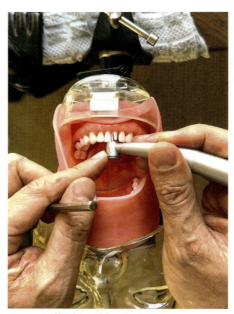

図7　唇側面と同様に左手を添える．

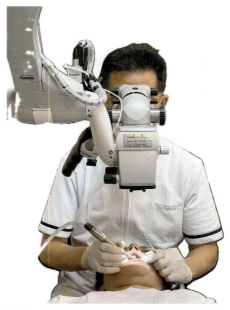

図8　術者は12時のポジション．

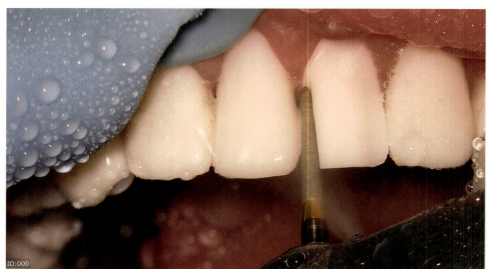

図9　隣在歯の誤切削を防ぐために，歯質を薄皮1枚残すように切削する．

CHECK!!

手順4　切縁の概形成

軸面を形成していたバーで切縁の形成を行う．隣接隅角の部分で滑落して隣在歯を誤切削しないように注意する（図10〜12）．

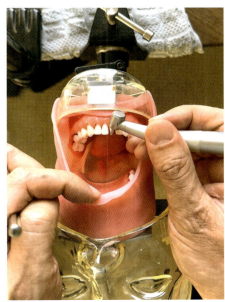

図10　ハンドピースの持ち方を変えるだけである．

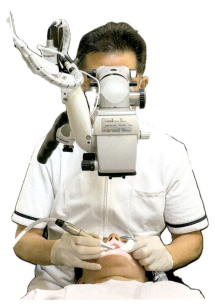

図11　術者は12時のポジション．

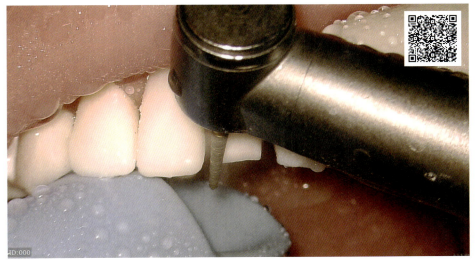

CHECK!!

図12　隅角部では滑落に注意する．

手順5　舌側面の概形成と隅角処理

大きめのラグビーボール状のバーを用いて舌側面の形成を行う．バーの方向は軸面形成した方向と同様にする．

隅角やマージン部の処理では発熱に気を付け，短時間であれば無注水，低速で行うと線角などがわかりやすい．そのため，5倍速コントラハンドピースの使用をお勧めする（図13, 14）．

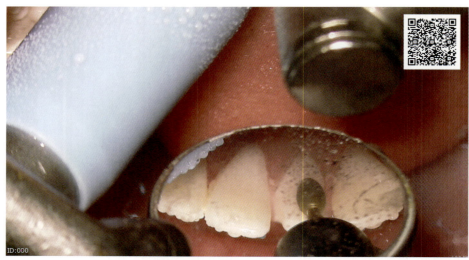
図13　SJCDバーを用いて舌側面の形成をしている．

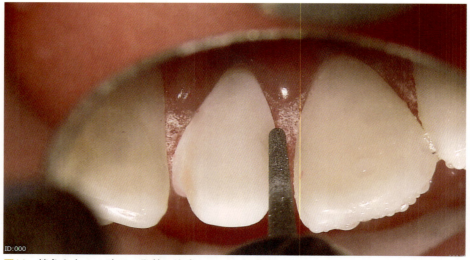
図14　線角を丸める時は，発熱に注意しながら短時間で削合する．

手順6　最終形成

　最終形成に際しては，縫合用の2-0絹糸（エチコン）で歯肉圧排をしてから行う．とくに，歯肉縁下に削り込む際には，歯肉の火傷に注意する．

　無注水のほうが形成面は見やすいが，バーが摩擦熱により高温になり歯肉が火傷しやすい．歯肉は火傷しても出血はせずに白色に変色するので見落とされやすい．

　必要に応じて圧排用のインスツルメントなどを用いて歯肉を下げてバーが歯肉に触れないように注意しながら形成する．ここでも5倍速コントラハンドピースの使用をお勧めする（図15, 16）．

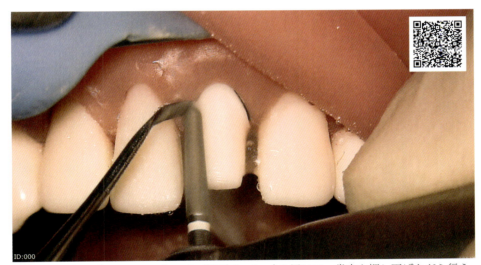

図15　インタープロキシマルカーバーIPC（ジーシー）を用いて，歯肉を押し下げながら行う．

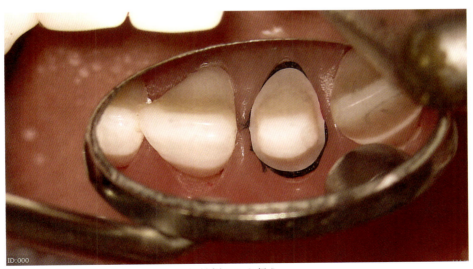

図16　形成の確認はミラーを用いて切端側からも行う．

4．下顎前歯〜小臼歯（直視）

手順1　4|近遠心隣接面の形成

　本症例では，下顎の両側小臼歯部と前歯部の形成を行うために，右側小臼歯部の近心隣接面から形成を行っている．

　強拡大下で形成を行う際には，隣在歯の誤切削を生じないように，最初に隣接面の形成を行い，形成軸面の決定とコンタクトを開放するようにする．

　使用するポイントは106RDで，コンタクトの歯質を残すように隣接面の開削を行う．隣接面の開放とともに支台歯の形成歯軸面もほぼ規定することができる．術者のポジションは9時，患者の頭位はほぼ水平で，若干左を向いてもらうようにすると直視でコンタクトポイントの確認が容易である（図1〜3）．

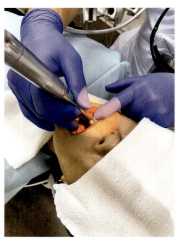 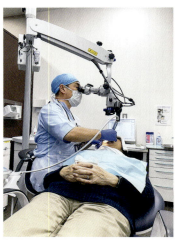

図1，2　下顎右側の形成は口唇を自身で排除する必要があるため，左手で口唇を排除して，ポジションは9時，患者の頭位はほぼ水平で若干左を向いてもらうと，唇側面を直視で確認しやすい．

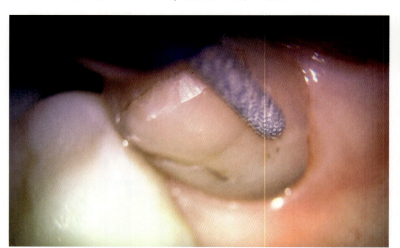

図3　動画①：隣接面コンタクトの開削は106RDで行う．

手順2　4│隣接面・唇側面の形成

隣接面の開削が終了したところで，唇側軸面の形成を行う．本症例では，多歯面にわたり層状に充填処置が施されており，歯質との境界にリーケージが認められるため，ガイドグルーブを形成せず，充填物の除去と着色歯質を削除した．

形成量は，マイクロスコープでの形成ではダイヤモンドポイントのサイズでおおよそ確認することが可能である．隣接面の軸面から移行した唇側歯軸面の傾斜に注意することが重要である．隣接面と唇側面の隅角部のフィニッシュラインが連続することを心掛けるとよい（図4〜6）．

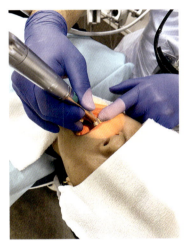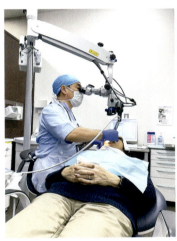

図4，5　形成ポジションは隣接面形成とほぼ同様で，形成量を確認するために少し右側に向いてもらい，咬合面方向から確認するとよい．

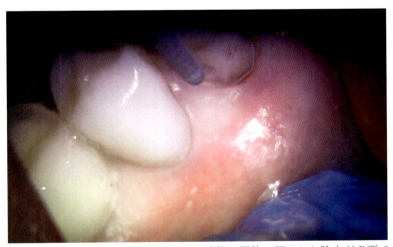

CHECK!!

図6　動画②：本症例では，歯面に充填物が層状に認められ除去が必要であるため，ガイドグルーブを形成せずに，充填物の除去と着色資質の除去を行った．

手順3　4 舌側の形成

　舌側面の形成は，ユニットを15°程度起こして，患者の顔を右側に少し傾けてもらうことで直視での確認が可能である．

　本症例では，術者のポジションは9時から15分程度移動することで直視が可能であった．上唇が視野にかかる場合は，ミラーや左指で排除して直視で確認できるようにしている（図7〜9）．

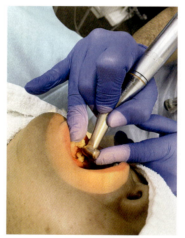 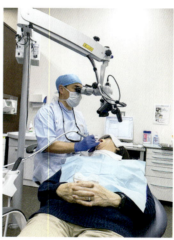

図7，8　下顎舌側面の形成は，ユニットを15°程度起こして，患者には右側を向けてもらうことで直視が可能である．

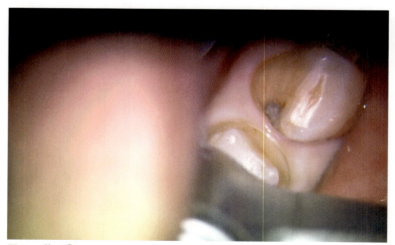

図9　動画③．

CHECK!!

手順4　4 隅角部の形成

　隣接面と舌側面，唇側面の隅角部が連続した形成面となるように，隣接面と唇面の2面1隅角，隣接面と舌側面の2面1隅角を連続に形成するようにして形態を整える．

　本症例では，術者のポジションは9時で，ユニットを10°程度起こして，咬合面側から直視を行うようにして形成を行った（図10〜12）．

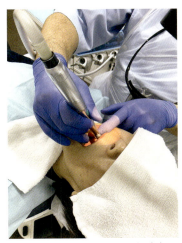
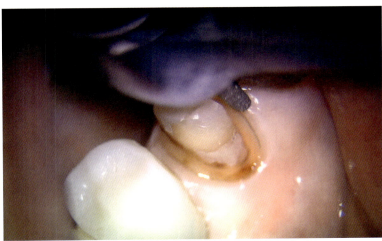

図10, 11　ユニットを10°程度起こして，ポジションは9時からで，咬合面側から直視が可能である．

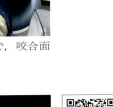

図12　動画④．

3章　マイクロスコープ下での支台歯形成

手順5　4｜咬合面の形成

　臼歯部の形成では，咬合面の削除は歯軸面を整えてから行うようにしている．これは，基準となる歯面が残っているほうが歯軸の調整に参考になるためである．

　補綴装置の形態を考慮すると，仮想咬合平面を想定することが有意であることから，咬合面を最後に形成するようにしている．

　隅角部の形成同様，ユニットを10〜15°程度起こして咬合面を上部から見るようにするとよい．上唇が視野にかかる場合は，ミラーや左指で排除して直視で確認できるようにしている．咬合面の削除は，106RDでクリアランスを確認のうえ，265Rにて咬合面と相似形に形成するようにしている（図13〜15）．

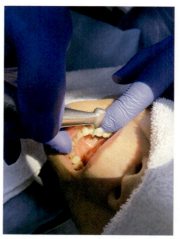 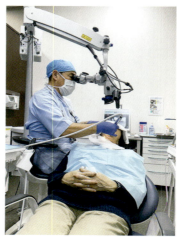

図13,14　ユニットは10〜15°程度起こして，ポジションは9時，患者には少し左を向いてもらうことで直視が可能である．

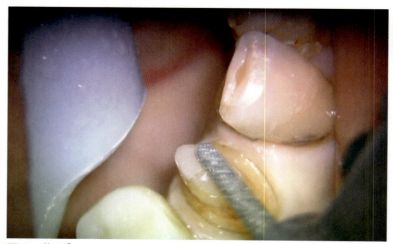

CHECK!!

図15　動画⑤．

手順6　4 咬合面2面形成

　咬合面はクリアランスを軸面形成した106RDのポイントの幅を参考にして削除して，その後2面形成のために265Rにていわゆる逆屋根状に咬合面と相似形に形成するようにしている．

　ジルコニアオールセラミックスでは，従来の金属冠と異なり，かなりなだらかの形態となるように注意している（図16）．

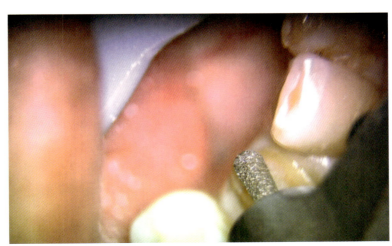

図16　動画⑥．

手順7　$\overline{4|}$の概形仕上げ

　概形の仕上げでは，術者のポジションは9時で，ユニットを15°程度起こして隣接軸面と唇側面，咬合面を直視することができる．

　また，近遠心隣接面と唇側面では，患者に左側を向いてもらい，舌側面では右側に傾けることで直視が可能となる．使用するダイヤモンドポイントは，軸面形成に使用したものと同サイズのSF106RDを用いる（図17～19）．

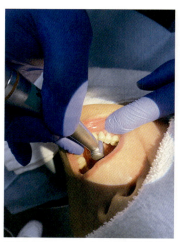
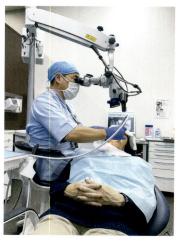

図17, 18 ユニットを15°程度起こして，ポジションは9時で，隣接面と唇側面咬合面を直視することができる．

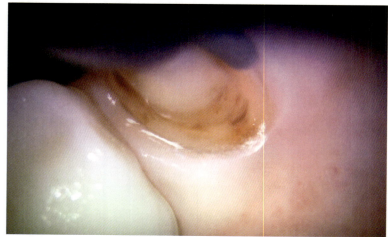

図19 動画⑦．

手順8　3｜隣接面の形成

　隣接面の形成では，術者のポジションは11時で，患者の頭位は水平で少し左を向いてもらうようにする．術者のポジションは12時でも直視は可能であるが，少し角度をつけて横から見えるようにしたほうが，形成面の確認が容易である．

　使用するダイヤモンドポイントは，SF106RDを用いている．歯軸をほぼ決定することになるため，両隣接面の形成には注意が必要である．隣在歯との間にはコンタクトポイントを残すようにして開削を行う．舌側に抜ける際にはポイントの動きがコントロールしにくくなるため，回転速度と切削の圧を少し緩めて誤切削を防止する（図20〜22）．

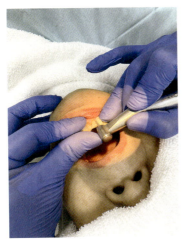
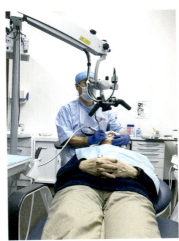

図20，21　隣接面の削除で軸面が決定されるため，ぶれないように両手でしっかり固定して形成するようにしている．

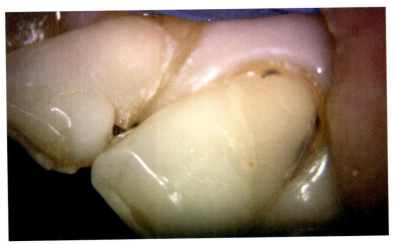

図22　動画⑧．

CHECK!!

3章　マイクロスコープ下での支台歯形成

手順9　3̄ の概形仕上げ

　唇側面の形成は，術者のポジションを9時とし，最初に形成した近心隣接面の軸面と唇側面の隅角を含めて2面1隅角を形成する．

　患者の頭位はほぼ水平で，少し左を向いてもらうようにする．層状に充填物があるため，除去しながら切削量をポイントで確認している．形成面に合わせて，患者の頭位と術者のポジションを移動するようにして形成を行う（図23〜25）．

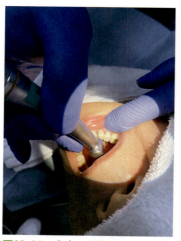 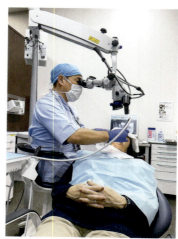

図23, 24　患者の頭位はほぼ水平で，ポジションは9時で，形成部位によっては少し左を向いてもらうと直視することができる．

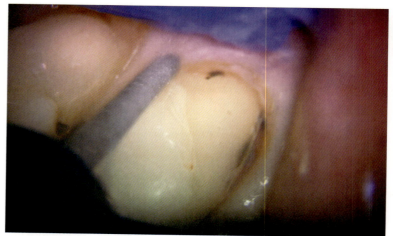

図25　動画⑨．

手順10　③舌側・近心軸面の形成

舌側面の形成は術者のポジションはほぼ9時とし，ユニットを10°程度起こして右側を向くようにすると直視での確認が容易である．

近心面の形成では，ユニットを15°程度まで起こして，咬合面から形成を行う（図26〜28）．

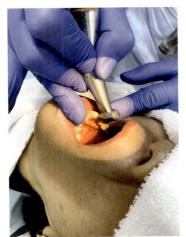
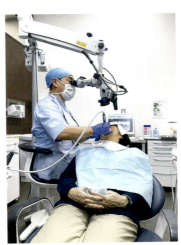

図26, 27　ポジションを9時にして，ユニットを10°程度起こし，右を向くようにして直視が可能である．

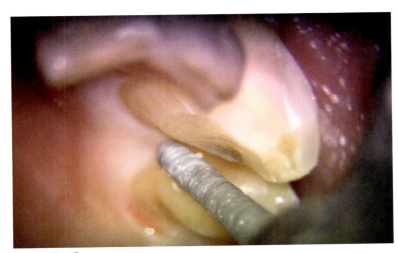

図28　動画⑩．

CHECK!!

手順11　3 唇側・軸面・舌側の形成

　近心軸面と遠心軸面，舌側面と唇側面の形成を行い，形成軸面がある程度定まってきたところで，切端側の形成を修正するようにして隣在歯との歯軸を調整しながら概形成を行っていく．

　術者のポジションは9時で，ユニットは15〜30°程度起こした状態で，患者には右を向かせるようにすると直視での確認が容易である．

　連続する歯の支台歯形成では，製作する補綴装置の形態を考慮し，本症例のように下顎であれば機能咬頭と前歯の切縁が歯列の調和をとれるように形成を行うことを心掛ける（図29〜31）．

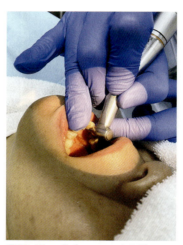 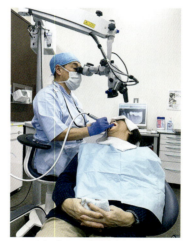

図29, 30　ポジションは9時で，ユニットを30°程度まで起こすことで咬合面から直視が可能である．

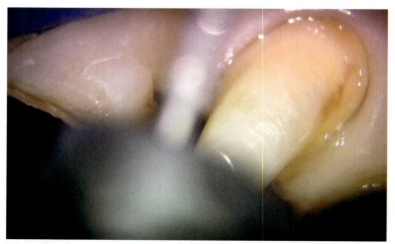

図31　動画⑪．

手順12　4|, 3| の仮形成の確認

　4|, 3| の概形成が終了したところ．支台歯のう蝕処置や歯肉との調和は，プロビジョナルレストレーション装着後に行うようにしている（図32）．

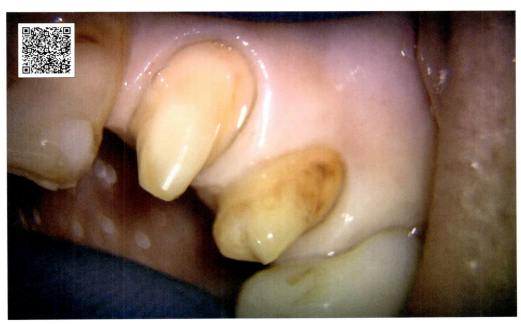

図32　動画⑫．

3章　マイクロスコープ下での支台歯形成

5．上顎小臼歯（ミラーテクニック）

概説

　上顎小臼歯部の支台歯形成は，基本的に直視でもミラーテクニックでも形成しやすい部位であると考える．そのため，思わず直視で形成したくなるかもしれないが，逆にミラーテクニックをマスターするための訓練として捉えるのであれば，越えるべきハードルは低いので，ぜひとも第一歩として上顎小臼歯部からチャレンジするのがよいと考える．

　隣接面をミラーテクニックで行うか，直視で行うかが選択のポイントとなる．頬側面は直視がやりやすいし，左右側ともに口蓋側遠心隅角部が直視では最大のウィークポイントとなるため，ミラーテクニックが有利となる．支台歯形成全体の流れのなかで，直視エリアとミラーテクニックエリアの比率が多少異なるくらいではないかと考える．ミラーテクニックを多用したほうが，マイクロスコープを動かす回数が減り，全体として効率的ではないかと考える．そのため，ミラーテクニックを中心として補助的に直視で形成する方法を提案していく．

目標となる支台歯の形態と理由

　上顎小臼歯部の支台歯形態は，咬合平面に垂直な形成軸を設定すると同時に歯軸に平行な形成軸となる（図1，2）．そのため，基本的に患者の咬合平面を床面と垂直にして術者の正中に患歯を位置付けるようにして，ハンドピースの握り方においてバーがまっすぐ水平に術者のみぞおちに向かう方向に把持することによって形成軸が狂わず，ミラーで見ていても正確に形成することが可能となる．

　咬合面は逆屋根状の頬舌側の咬頭内斜面と機能咬頭の外斜面（functional cusp bevel）の3面で構成される（図3）．頬側面は緩やかな2面で構成され，形成軸に沿って頬側のクリアランスを確保する必要がある．口蓋側面も同じ形成軸でバーのテーパーにより軸面を形成し緩やかな2面に形成する（図4）．

　Functional cusp bevelは口蓋側の咬頭外斜面に設ける．上顎の臼歯に関しては全周にわたって咬合平面に垂直な形成軸となるため，形成する面の順番はあまり重要な意味をもたないが，他の部位と統一し

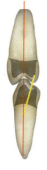 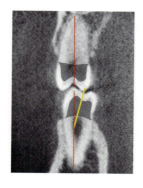

図1　上顎小臼歯の形成軸．

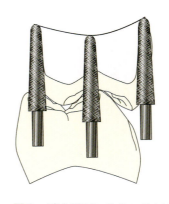

図2　咬合平面に垂直な形成軸．

て隣接面，咬合面，頬側，口蓋側の順番に形成することにより，支台歯形態を的確に捉え，必要なクリアランスを確保することになると考える．

　咬合面の形成において逆屋根状の内斜面の2面と機能咬頭の外斜面のあわせて3面が基本となる．これらの面の向きは左右の側方偏心位における運動経路と両隣在歯の咬頭展開角を参考に設定し，中心咬合位と偏心位のいずれにおいても十分なクリアランスを確保することが重要となる（図5）．

上顎小臼歯における形成手順

1. 隣接面の形成
2. 咬合面の形成
3. 頬側面の形成

4. 口蓋側面の形成

　最初に隣接面から形成する理由は，隣在歯との間にクリアランスを設けることにより適切な咬合面クリアランスを設定しやすくするためである．2番目に，咬合面クリアランスを正確に付与するとともにレジスタンスを確実に確保する．咬合面の形成が完了したら，3番目に頬側面の形成から口蓋側へと進めていく．上顎小臼歯に関しては，頬側と口蓋側の順番に大きな意味をもたないため，とくにこだわる必要はないと考える．注意すべき点は，咬合面の逆屋根状の形成とfunctional cusp bevelの付与によってレジスタンスに必要な咬合面クリアランスを十分に確保しつつ，軸面を多くすることができるためリテンションを確保することができる．

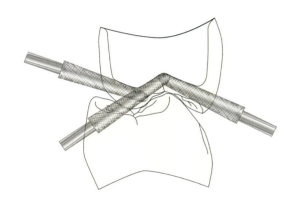

図3　咬合面の支台歯形成．

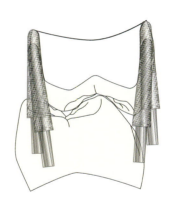

図4　頬側，舌側の緩やかな2面形成．

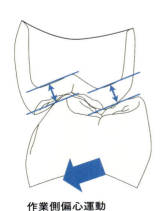
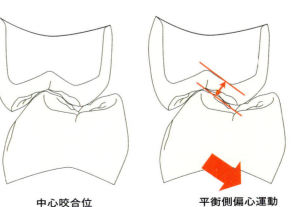

作業側偏心運動　　　　中心咬合位　　　　平衡側偏心運動

図5　咬合面の形成面の角度．

手順1　隣接面の形成

　上顎小臼歯部における隣接面は，近遠心的な形成軸の基準となるように歯軸と平行で咬合平面に垂直にバーを当てて形成する．隣在歯を傷つけないように，薄皮を1枚残すようなイメージで慎重に形成する必要がある．

　ミラーテクニックニックによるポジショニングは，左右側どちらも患者の咬合平面を床面と垂直にして患歯を術者の正中に位置付ける（図6，7）．最初に隣接面を抜く時は近遠心的に歯軸に平行にバーを当てるが，頬舌側的にはバーを右に傾けて削ったほうがハンドピースのヘッドを逃がせるので視認性がよい．

　隣在歯の誤切削を防ぐうえで視認性はとても重要で，マイクロスコープを使用して形成する主な目的といえる（図8）．

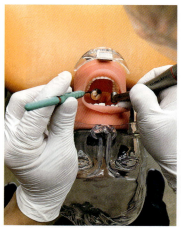

図6　隣接面形成時の手元．

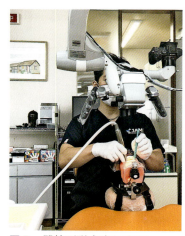

図7　隣接面形成時のポジション．

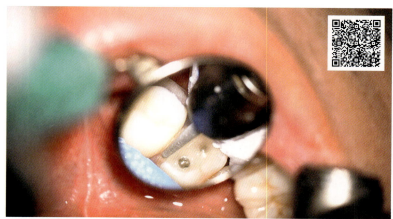

図8　隣接面形成時の拡大視野．

CHECK!!

手順2　咬合面の形成

　咬合面の形成は，中心咬合位と側方および前方の偏心位のいずれにおいても適切なクリアランスを与えるよう正確に設定しなければならない．低倍率（3〜5倍）の概形成の時点で，頬側咬頭内斜面と舌側咬頭内斜面の2面で逆屋根状の形態にする必要がある．さらに，上顎の場合は口蓋側咬頭の外斜面にfunctional cusp bevelを形成する必要がある．

　これらの面の基準は，側方偏心位における運動方向と両隣在歯の解剖学的な咬頭展開角から総合的に判断する．

　隣接面を形成するときと同様のポジショニングで行えるため，マイクロスコープを動かすことなくハンドピースのグリップをわずかに変えるだけで形成できる．逆屋根状にするためにラグビーボール状のバー等を用いることもある（図9〜11）．

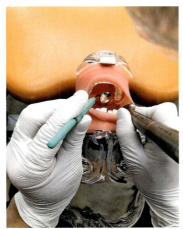
図9　咬合面形成時の手元．

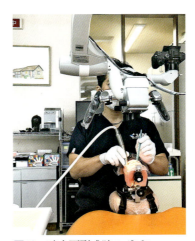
図10　咬合面形成時のポジション．

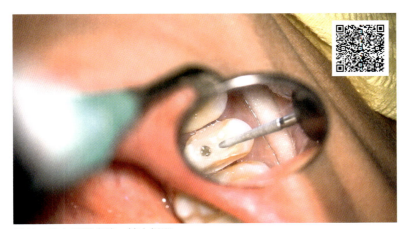
図11　咬合面形成時の拡大視野．

CHECK!!

手順3　頬側面の形成

　頬側面の形成は，両隣在歯の頬側面の連なりに合わせて緩やかな2面で必要な厚み分削除するように行う．歯冠側1/2を先に形成し，後から歯頸側1/2を形成するとフィニッシュラインの位置とクラウンの厚みを正確に形成できると思われる．

　ポジショニングは，患者の頭位を患歯と反対側に大きく横向きにしてもらい，マイクロスコープを横からあおって直視にて行う．術者のポジションは，右側の場合は11時，左側の場合は1時くらいに移動すると見やすい．このポジショニングは隣接面の形成時にも応用可能である（図12〜14）．

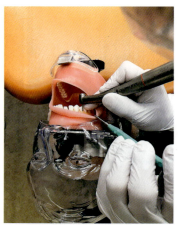
図12　頬側面形成時の手元．

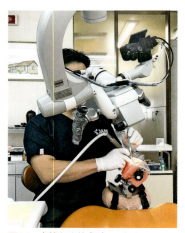
図13　頬側面形成時のポジション．

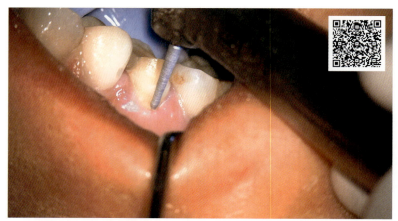
図14　頬側面形成時の拡大視野．

CHECK!!

手順4　口蓋側面の形成

　口蓋側面の形成は緩やかな2面で、歯頸側の1/2は歯軸および頬側の歯頸部1/2と平行な形成軸とする。ハンドピースを右側から斜めに挿入しがちであるが、形成軸に狂いが生じやすくなるため、できるだけ垂直に近い状態でアプローチするのが勘所となる（図15, 16）。

　とくに、遠心舌側隅角部は直視で行うのは非常に困難であるため、ミラーテクニックで形成することを推奨する。サクションチップは口蓋に張り付く寸前のギリギリ開口しているように位置づけて吸引する速度を上げるようにし、視野を妨げない範囲で可能な限り患歯に近づけることにより、ミラーに水がかからず形成することができる（図17）。

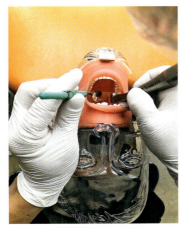
図15　口蓋側形成時の手元.

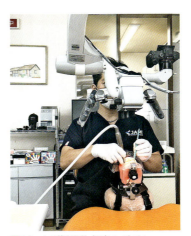
図16　口蓋側形成時のポジション.

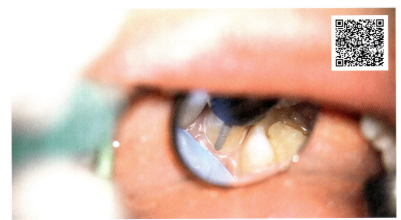
図17　口蓋側形成時の拡大視野.

CHECK!!

手順5　細部の仕上げ

　手順1〜4までを概形成として低倍率（3〜5倍）で行い，正確に支台歯の形態と形成量を確定する．そのうえで細部の仕上げを行っていく．レギュラータイプのダイヤモンドポイントで概形成を行い，仕上げはスーパーファインを使用する．仕上げは高倍率（5〜8倍）にして，回転数を適宜下げてフィニッシュラインを整える．

　支台歯形態が変化しないよう，概形成と仕上げ形成時のポジションは同一であることが望ましい．しかし，概形成の段階で隣接面形成時は視認性を重視し，近遠心的に歯軸に平行にバーを当てるが，頬舌側的にはバーを右に傾けて削ったほうがハンドピースのヘッドを逃がすことができ，隣在歯の誤切削を防止できる（図18, 19）．仕上げの段階では，近遠心的にも頬舌側的にも歯軸に平行に形成する必要がある（図20, 21）．

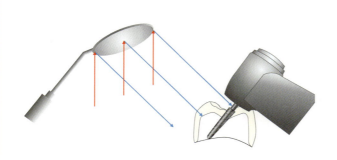

図18　右に形成軸を傾けた概形成．

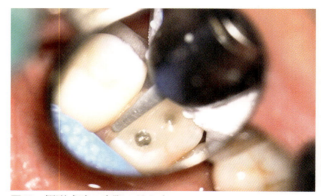

図19　概形成時の実際の見え方．

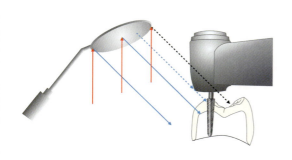

図20　正しい形成軸での仕上げ形成．

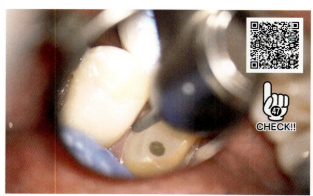

図21　仕上げ形成時の実際の見え方．

ミラーポジションとミラーでの見え方

　支台歯形成における左右の違いについて，上顎小臼歯部の支台歯形成では，基本的に頬側面以外はミラーテクニックで行う．頬側面の形成においては，患者の頭部を左右にローテーションさせて見えやすいところに位置付けることで，左右側の歯に対する形成法やポジショニングに大きな差はない．

　しかし，口蓋側遠心隅角部はミラーテクニックにおいて左右側のミラーポジションと難易度が大きく異なる．右側の場合はもっとも難易度の低いミラーポジションとなるため，とても形成しやすい（図22，23）．これに対し，左側ではミラーとハンドピースが交差する位置関係にあり，マイクロスコープからミラーまでの経路においてハンドピースが被さりやすく，視野を確保しにくい．

　さらに，ミラーから作業部までの経路においてもハンドピースの裏側を通って見る必要があり，患者の開口量を大きくとらないと視野を確保できないため，難易度が高くなる（図24，25）．

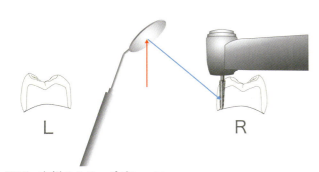

図22　右側のミラーポジション．

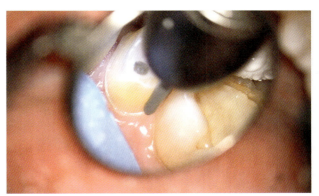

図23　右側のミラーでの見え方．

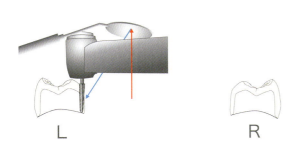

図24　左側のミラーポジション．

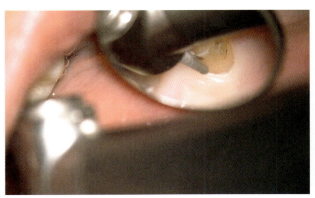

図25　左側のミラーでの見え方．

3章 マイクロスコープ下での支台歯形成

支台歯形成後の確認

　支台歯形成後の確認は，まず支台歯の頰側面と両隣在歯の頰側面と比較して，頰側面の連なりに対して適切なクリアランスが設定され，形成軸が一致していることを確認する．

　さらに，ミラーを用いて頰側から観察し，咬合面のクリアランスが中心咬合位と偏心位のいずれにおいても機能的なクリアランスが確保されていることを確認する（図26）．

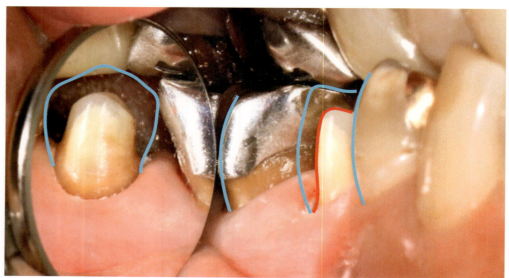

図26　クリアランスの確認．

6. 上顎小臼歯（直視）

概説

歯の形成は，奥（臼歯）にいくにしたがって難易度が上がっていく．開口量の問題や頬粘膜の排除，平行性のとりにくい歯の形態などさまざまな要因がある．さらに，マイクロスコープによる拡大下での形成は，全体を俯瞰的に見ることが難しくなり，患者の少しの体動で焦点が狂い，マイクロスコープの利点を十分に活用できず苦労していた．結局，ルーペ（拡大鏡）の機動性を捨てきれず，マイクロスコープを使わないで形成していた．

今まで自分が治療している位置で，ルーペと同じかそれよりも楽な姿勢でマイクロスコープを使って治療するにはどうすれば良いか？　マイクロスコープのアームの位置，動かし方，術者，患者の位置，腕の伸ばし方（縮め方）等，頭で思っているように簡単にはできない．拡大鏡であれば5分で形成できるものでも3倍以上の時間がかかり，その形成のクオリティも拡大鏡以下であった．

ルーペは機動力があるが，術者の姿勢は部位によって非常に辛くなる場面もある．ルーペをより高い倍率に変えても，加齢による筋力，視力，気力，体力，集中力の低下と相まって，「自分はもうルーペでの診療は限界なのでは？」と感じ始め，「もう自分の臨床にはマイクロスコープを自分の体の一部にするしかない」と覚悟を決め，試行錯誤を繰り返しながら自分なりのスタイルを確立した．

現在，義歯の治療を除くほぼすべての治療をマイクロスコープ下でできるようになり，拡大鏡使用時と同等かそれ以上の速さと精度で治療ができるようになった．しかも，体や目の負担は驚くほど軽減されている．その理由は以下のとおりである．

1. 自分自身がほぼ同じ姿勢，同じ位置ですべての歯を好きな倍率，好きな角度，好きな位置で見ることが可能になった．
2. いつも同じポジション（肘を曲げ，肩の力を抜いてマッチを擦るような姿勢）なので，体の動きが最小限になり，見たい場所もすぐに見ることができ，治療時間の短縮になった．
3. 見たい倍率で見て触ってバーを動かせるので，無駄がなくなり精度が上がった．
4. 勘に頼ることがなくなり，確実性が上がった．
5. 静止画や動画で記録できるので，治療のフィードバック（改善点，評価）ができる．
6. 自分がもっとも楽な姿勢で治療できるので，集中力が続き，肉体的疲労が少ない．

上顎小臼歯のポジショニングと拡大倍率の設定

ポジショニング

ユニットは水平位にしてヘッドレストを少し倒し，患者が苦しくない程度に頭を倒す．

術者の位置は10時〜11時，マイクロスコープは下から上に煽るようにアームを調整する．

上顎右側頬側面の形成では患者の顔を左方向に，口蓋側の形成では右方向に傾け，追従するようにマイクロスコープを移動させていく．

上顎左側頬側面の形成は逆に患者の顔を右方向，口蓋側は左方向に傾けマイクロスコープを追従させる．咬合面の形成は患者の頭位を正面に，マイクロスコープをさらに下から煽るようにして形成する．

デンタルミラーは口角鉤代わりに頬粘膜を伸展させ，サクションは形成の邪魔にならない位置に置く．多数歯（ブリッジなど）では最初に低倍率（2.8〜4.2倍）で全体の軸面を平行になるように形成し，マージン部を形成する際にミドルレンジ（6.9〜10.4倍）で粘膜を傷つけないように，また，連続性がありギャップができないように形成する（形成順は，頬側面→近遠心面→口蓋側面→咬合面）．

バーの先端と，歯面に当たる側面がしっかり見えるポジションで形成を行うことが大事．

上顎を形成する時でも，下顎を形成するような感じ（逆も可）にできる．つまり，右上の形成は左下，左上は右下の形成と同じ角度で見ることができる．脳内変換で，苦手な形成箇所もバーをスムースに動かすことができる．

拡大倍率の設定

マイクロスコープの利点は，可変式の倍率設定が可能（機種によっては無段階調整，オートフォーカス機能付き）なことである．焦点間距離が長いものであれば，器具の受け渡しやバキューム操作が楽になる．単冠の形成であれば，低倍率で片顎の範囲で大体の形成をイメージして，隣接歯が見える範囲の倍率で概形成，マージン部や隣接歯の張り出しが大きく，隣接歯を削ってしまいそうな時は倍率を上げ，バーが接触しないように慎重に形成する．

ただし，最大倍率まで上げてしまうと，視野が極端に狭くなり，光も暗くなってしまうので，ミドルレンジ（6.9〜10.4倍）での形成をお勧めする．

手順1　頬側面の形成

　形成していく順番は，①頬側中央，②頬側近遠心，③口蓋側中央，④咬合面である．術者の位置は変化せず，患者の頭位とマイクロスコープの位置を変えながら，見たい倍率（形成面を変える時は低倍率，マージン部や隣接面は中～高倍率）でダイヤモンドバーが形成面をしっかり捉え，5倍速エンジンをどう動かしてもマイクロスコープと干渉しない焦点間距離で3面形成を意識して形成を行う（図1～4）．

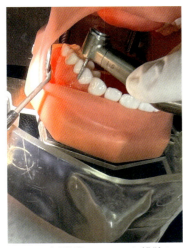

図1　ミラーで頬粘膜をしっかり排除し，バーの先端とバーの軸面に注意しながら頬側中央からスタートする．バーの先端が見えなくなったら，患者の頭位とマイクロスコープの位置を少しずつ移動させ，焦点をフォーカスノブで合わせながら形成を進める．

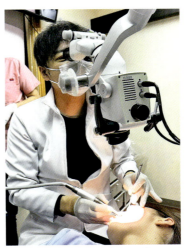

図2　基本ポジション．形成する歯をつねに視野の中央，術者は10時～11時の位置で肘は体に付け，肩の力を抜いていちばんリラックスした姿勢で，自分の眼が接眼レンズから対物レンズを通じてつながり，対象歯を見るイメージ．フォーカスノブの位置を右にするとハンドル代わりになり，かつすばやく焦点を合わせることができる．

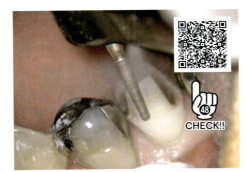

図3　頬側面と遠心隣接面の形成．術者のポジションは11時．ユニットは水平位．患者の頭位を左方向にする．マイクロスコープの対物レンズは正面よりやや遠心方向から支台歯を捉え，接眼レンズはそれに合わせて術者が楽な位置，かつ床とできるだけ平行になる位置にもっていく．

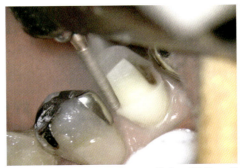

図4　頬側面と近心隣接面の形成．術者のポジションは11時．ユニットは水平位．患者の頭位をさらに左側方向へ．マイクロスコープをそれに合わせて移動させ焦点を合わせる．4番遠心部との接触面が見えるのでバーが4番に当たらないように慎重に口蓋側面まで形成する．

3章　マイクロスコープ下での支台歯形成

手順2　口蓋側面の形成

　頬側から隣接面の形成を行い，形成マージンが口蓋側から見える位置にマイクロスコープと患者の頭位を移動，近遠心の形成マージンの終点部をつなぐ．バーの当てる角度を変え，隣接歯の歯軸も確認しながら2面形成にする（図5～7）．

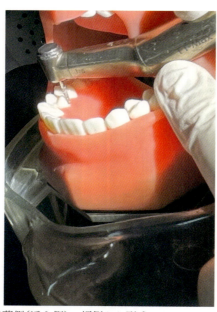

図5　口蓋側（近心側）．頬側から形成したマージンの終点部と舌側中央部を滑らかにつなぐように形成していく．勘や創造に頼らず必ず自分が見たい倍率で見える位置で触る，動かす．アシスタントのバキューム操作は口腔内とモニターを並行して見ながらサクションチップを術者の視野の邪魔にならないように動かす．状況によってはサクションではなく排唾管で行う場合もある．

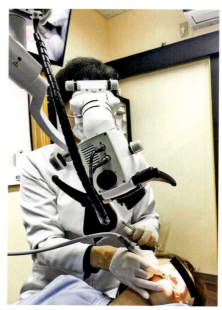

図6　口蓋側（遠心側）．患者の頭位を大きく動かし，それに追従させるようにマイクロスコープを煽ることで遠心側を含め舌側全体が見えるので，口蓋側近心と同様につなぐようにバーを動かし，マージンを形成する．術者のポジションや姿勢はほとんど変化しない．

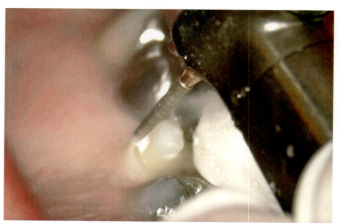

図7　口蓋側面の形成．術者のポジションは11時．ユニットは水平位．患者の頭位は右側方向へ倒す．マイクロスコープは口蓋方向に対物レンズが来るように向きを変え，それに合わせて接眼レンズの位置を設定する．

CHECK!!

手順3　咬合面の形成

患者の頭位とマイクロスコープの位置を移動させ，隣接歯にバーが当たらない視野角と見やすい倍率にし，クリアランスの量がわかりにくい場合はマイクロスコープから視線を外し，閉口させて確認をする．

IOSで事前に咬合状態をスキャンし，形成歯を再スキャンしてクリアランスを確認することも感覚に頼らず有用である（図8〜11）．

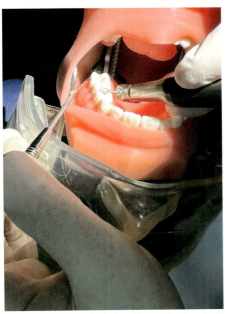

図8　咬合面．隣接歯が見える位置，角度でバーの動きが制限されないポジションで行う．

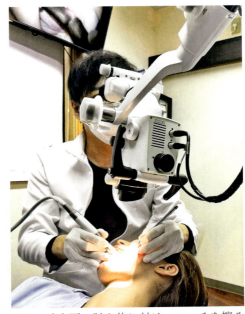

図9　咬合面．肘を体に付け，マッチを擦る姿勢をイメージしながら，マイクロスコープと患者，術者の位置を決める．術者がいちばん楽な姿勢をとることが重要．

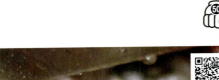

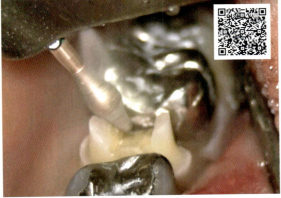
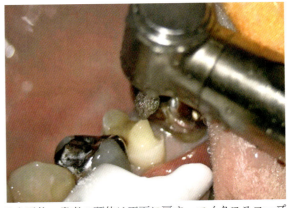

図10, 11　咬合面の形成．術者のポジションは11時．ユニットは水平位．患者の頭位は正面に戻す．マイクロスコープは形成歯と隣接歯咬合面が見える位置に設定しクリアランスがしっかり取れるように形成する．マイクロスコープを動かしながら全周をチェックし，鋭縁がないか，形成ラインの連続性が保たれているかを確認する．

3章　マイクロスコープ下での支台歯形成

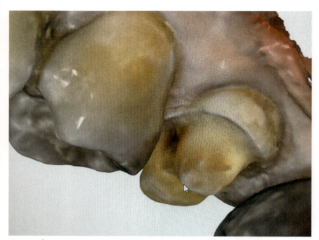

図12 |5のMODメタルインレー下の二次う蝕の処置．窩洞の大きさから縁上マージンのフルカバー形態を選択（マテリアルはモノリシックジルコニア）．

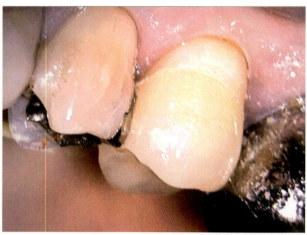

図13 |5の縁上マージンでのジルコニアクラウン装着後（IOSによるフルデジタルでの印象）．

まとめ

　直視を主体とした支台歯形成について述べたが，直視が優れている，あるいはミラー視を否定するつもりは毛頭ない．自分が今まで裸眼やルーペでやっていた診療の延長線上にマイクロスコープがあり，必要ならデンタルミラーを使い，ミラー視で治療を行っている．自分がいかに疲れず精度が良い治療を行い，患者さんの利益につながるかが大切であり，マイクロスコープはその手段，道具の1つであると思っている．

　1人でも多くの歯科医療従事者がマイクロスコープを臨床で使用し，その機能を十分に発揮できれば多くの患者を救えると信じている．

7. 下顎小臼歯（ミラーテクニック）

手順1　頬側の形成

　上顎大臼歯部の項（P85～）で解説しているが，右手でハンドピースを持つ限りは，術者からみて左側，下顎左側臼歯部では頬側から形成を始める．

　ミラーはハンドピースのヘッドよりも頬側で遠くに位置付ける．この場合は，上顎左側小臼歯の頬側に位置付けることになる．形成部位が移動するに追随するようにミラーを移動させることで，つねにバーの先端を見ながら形成を続けられる．倍率は5～7倍くらいの中倍率を主に使う（図1～3）．

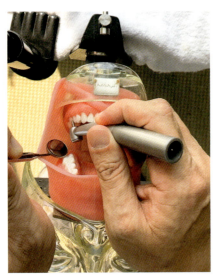

図1　フィンガーレストは下顎前歯切端に置いている．

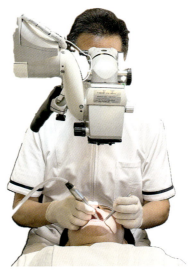

図2　術者は12時のポジション．

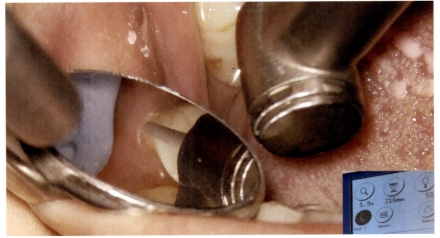

図3　上顎左側小臼歯頬側に位置させたミラーを拡大視しながら形成している．倍率は5.9倍．

手順2　舌側の形成

頬側に続いて，舌側の形成に移る．頬側を形成した際のバーの角度を維持したままで，患者に顔をわずかに左へ回旋してもらうことで，テーパーを維持したままで舌側の形成をすることができる．ハンドピースの握りを変えないことが肝要である．

形成面を見るために，ミラーはハンドピースの舌側へ移動させる．原則として，ミラーは術野から可及的に遠くに位置させるが，この部位では舌を圧排するためにバーのすぐ近くに置くことも多い．

冷却水の飛沫によりミラーが曇りやすいので，イーロミラー（ペントロン ジャパン）などを用いるとよい（図4〜6）．

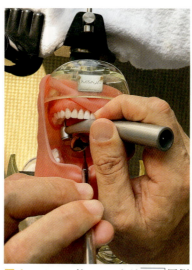

図4　フィンガーレストは３２｜唇側面に置いている．

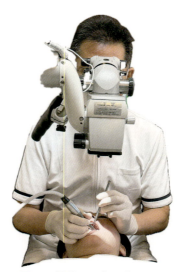

図5　術者は12時のポジション．

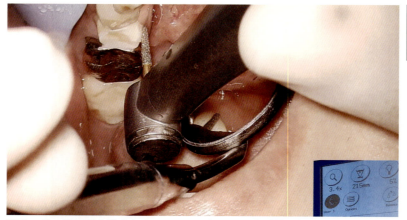

図6　舌の誤切削を防ぐために，ミラーをバーと舌の間に差し込むようにする．

CHECK!!

頬粘膜を巻き込みそうな時の対応

　左側の下顎を形成する際に舌が邪魔になることがある．ラバーダムを用いて多数歯防湿をすれば解決できるが，現実としてできないこともある．
　その際は，後述（93ページ）のNeoDrysを舌との間に置くようにすれば，舌表面に粘着して舌を守ってくれる．長時間になると水分を吸って膨潤しすぎてしまうが，短時間なら舌保護に有効である（図7，8）．

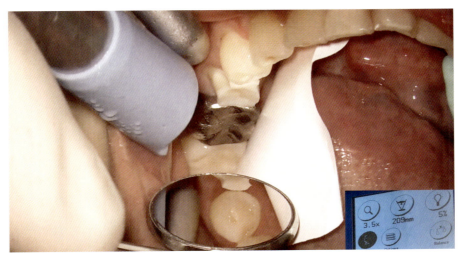

図7　NeoDrys（プレミアムプラスジャパン）を舌との間に差し込む．

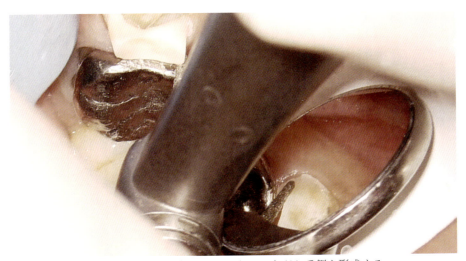

図8　NeoDrysをミラーの背面で押さえるようにしながら舌側を形成する．

3章 マイクロスコープ下での支台歯形成

手順3　隣接面の形成

　原則に従って，術者の左側から右側へ向かうように，つまりこの場合は頬側から舌側に向かって形成を進める．ミラーは術野から離れたところに位置させたいが，開口量が少ない場合はハンドピース近くになることもある．その場合，冷却水の飛沫がミラーに掛かりやすいのでアシスタントがモニターを見ながら的確にミラー面にエアーを吹き付けるようにする．前述のイーロミラー（ペントロン ジャパン）などの反射面にエアーが噴射されるミラーを使うことも有効である（図9～11）．

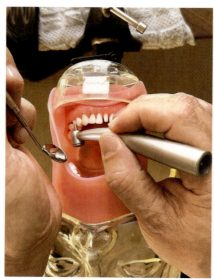

図9　フィンガーレストは3 2の唇側面に置いている．

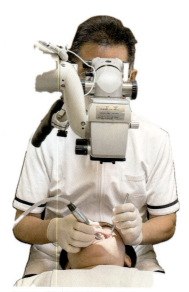

図10　術者は12時のポジション．

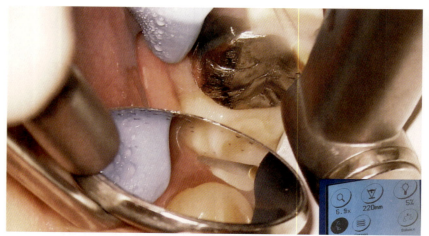

図11　倍率は6～10倍くらいで，隣在歯を誤切削しないようにする．ハンドピースの握りを変えないことでテーパーを確保できる．

CHECK!!

手順4　咬合面の形成

前述の上顎大臼歯と同様に，ディスク型のダイヤモンドバーで咬合面の形成をする（図12）．

線角を丸めるのも，バーの傾きを変えるだけで行うことができる．とくに，隣接面の線角を丸める際には隣在歯を誤切削しないように気をつける（図13）．

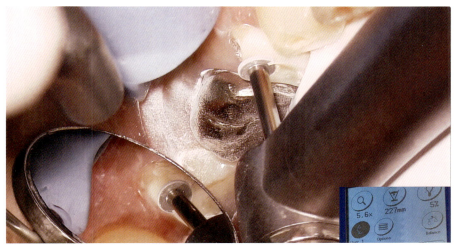

図12　G-21S（メリーダイヤ）を用いて咬合面を削合している．

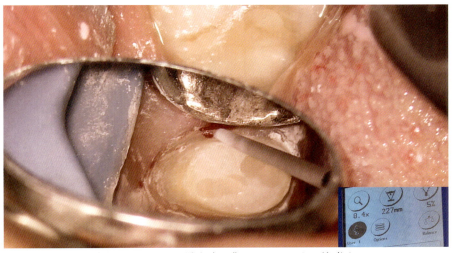

図13　隣接面の線角を丸める際に，隣在歯を傷つけないように注意する．

3章　マイクロスコープ下での支台歯形成

8. 上顎大臼歯（ミラーテクニック）

概説

支台歯形成にマイクロスコープを使うことにどれほどの意義があるのかは議論の余地があろう．マイクロスコープを使わずとも隅々まで精緻に配慮された支台歯形成を肉眼，ルーペのみで行える歯科医師は多く，“支台歯形成にわざわざマイクロスコープを使わなくてもよかろう”と思われるのはもっともである．

支台歯形成の評価を，支台歯模型を技工用マイクロスコープで観察したり，IOSでスキャンしてモニターで確認しながら必要に応じて再形成する，というフィードバックを繰り返し，技術向上を行うことが可能だからである．

しかし，印象採得をせずとも，支台歯形成をして

いる最中に拡大視して評価，修正をすることができるのがマイクロスコープを用いるメリットである．そもそも，支台歯形成は後戻りできない処置であり，形成不足は修正できても，削りすぎたものは回復できない．マイクロスコープにより拡大視しながら行う支台歯形成は，短期間で技術が向上することはもちろん，MIデンティストリーにつながるのである．

また，支台歯形成は，ハンドピースやバーの方向，深さを歯科治療のなかでもっとも厳密にコントロールすることを求められる処置であり，これにマイクロスコープを使用することは，修復治療，外科治療など他分野の歯科治療の技術向上にもつながる．

目標とする支台歯の形態と理由

　支台歯形成における軸面形成は歯軸にほぼ平行になる．多少の叢生，傾斜があるにしても歯軸は患者の体軸に平行であるから，軸面形成は患者の体軸方向にほぼ一致することになる．つまり，軸面を形成するバーを患者の体軸とほぼ一致させながら歯冠の周囲を周回させることが，支台歯形成における軸面形成であると定義できる（図1）．

　バーは，通常のハンドピースではハンドルにほぼ直角に装着されるので，軸面形成ではハンドピースのハンドルは患者体軸と直角を保ちながら動かすことになり，ここから大きく外れてしまうと軸面形成のテーパーが緩くなったり，アンダーカットが生じることになる．

　このハンドピースの動きをもっとも正確に効率よくコントロールするためには，術者が12時の位置にポジショニングすることである．

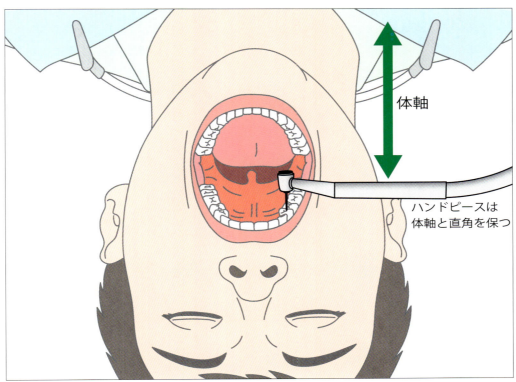

図1　ハンドピースは体軸と直角を保つ．

3章　マイクロスコープ下での支台歯形成

患者の頭位の設定

　形成すべき歯の歯軸が床に平行に近いほうがハンドピースを直角に保ちやすいので，それを目安に上顎の形成では患者の額をわずかに上げるように設定する．"いわゆる直視"をする時のように額を下げないことがポイントである．

術者の位置の設定

　12時の位置にポジショニングする．マイクロスコープの鏡基部は形成部のほぼ真上から垂直になるようにする．"いわゆる直視"するように6時から12時方向へ傾けないこと．

　接眼鏡筒は水平ではなく，目線が少し下を向くように調整しておく．これはすべての治療に共通する注意点であるが，人間が細かい処置をする時には目線がわずかに下向きにすることが生理的であるが，これを水平方向にしてしまうと術者の下顎が前突することになり，術者のストレートネックを惹起することになる．

　どんなに背筋を伸ばして良い姿勢にしようとしても，接眼鏡筒が水平だと知らずのうちにストレートネックから猫背につながってしまう．ここでの誤った設定はその後のマイクロスコープを用いた歯科治療を通しての姿勢を決定してしまうので十分な配慮が必要である．小柄な術者が前歯部の治療をする際，いかにユニットを下げたとしても焦点距離を確保するために鏡基部が高くなりやすい．

　すると，小柄な術者は接眼鏡筒の角度を水平からむしろ上向きにして対応することになってしまう．マイクロスコープの構造上，しかたのないことではあるが，術者の健康のことを考慮して，鏡基部が短いマイクロスコープや接眼レンズの位置を下げることのできる可変鏡筒を選択することも一考である（図2）．

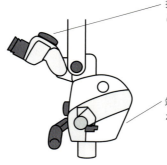

接眼鏡筒は水平ではなく，わずかに目線が下がるようにする．

鏡基部は床に垂直になるようにする．6時方向からの"いわゆる直視"するようには傾けない．

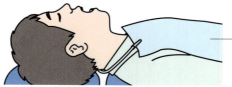

上顎の咬合平面が床に垂直になるように顎を少し上げるようにセッティングする．

図2　術者の位置の設定．

術者の手の準備

バーを動かす方向

右手でハンドピースを持って形成することを前提とするが，バーの進行方向は左から右，または上から下にすることを優先する．

大学時代に習ったハンドピースの持ち方は「ペングリップ」が原則である．つまり，ハンドピースは文字を書くように動かすことが原則になる．

紙の上に縦と横にまっすぐに一本線を描いてみてほしい．下から上，右から左へ向かって書く人はごく少数であり，ほとんどの方は上から下，左から右へ線を描いたはずである．日本語，アルファベット文字の線は左から右へ，上から下へ書かれることが多く，右手で文字を書くことを考えるとこの動きがもっとも合理的であり，われわれも慣れている．つまり，ペン先を押す方向ではなく，引く方向へ動かすほうが正確な動きをコントロールしやすいのである．

この原則に従ってバーの進行方向は上述のように，左から右または上から下に動かすことを原則とする．上顎右側大臼歯の場合は，舌側から頬側へ，近心から遠心へと形成するとスムーズに動かしやすい．

正しいペングリップ

正しいペングリップでペンや筆を持つことができる方は非常に少ない．これがハンドピースの持ち方にも反映してしまい，正しくハンドピースを持つことができずに結果として精密な形成ができないことにつながってしまう．支台歯形成に限らず，一般歯科診療をより精密に行うためにも非常に重要なので身に付けたい（図3，4）．

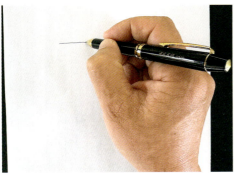

図3a 正しいペングリップ．ペンの柄は人差し指の付け根に載せるようにする．

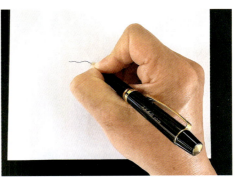

図3b 誤まったペングリップ．ペンの柄が親指と人差し指の間に落ちている．ペン先の細やかなコントロールができなくなる．

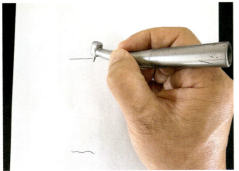

図4a 正しいペングリップでハンドピースを把持している．指先を少し動かすだけでバー先端の方向を微妙にコントロールすることができる．

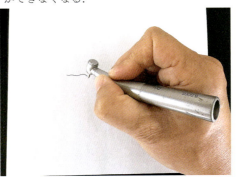

図4b 誤ったペングリップでハンドピースを把持している．バー先端の方向などを少し変えようとしても指が突っ張ってしまっているので微妙なコントロールができない．

3章　マイクロスコープ下での支台歯形成

左手と右手の準備

　形成時の冷却水は飛沫となってミラーを曇らせてしまい，視認性を低下させてしまう．水飛沫はバーの先端部分から発生するので，バキュームは視野を妨げない範囲で可及的にバー先端に近づける．

　一方，ミラーは可及的に術野から離すようにすると水飛沫により曇りにくい．術野から離すと対象物は小さくなるがマイクロスコープで拡大視できるので問題にならない．

　視線としては，舌側面を真横からではなく斜め上から見るようにする．

　ミラーは下顎右側臼歯部の舌側周辺に位置させる．可能なら左手首を患者左側の頬骨弓に軽く置き，ミラーの柄を長めに持つ．

　右手首を患者右側の頬骨弓に軽く置いてレストとする．ラバーダム防湿をしていない場合には，頬を薬指と小指で巻き込むようにして柔らかいレストとして用いることもある（図5，6）．

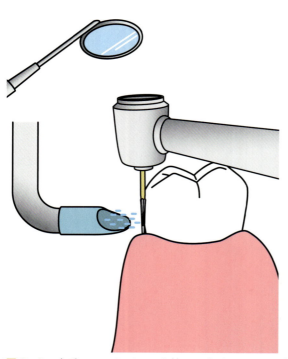
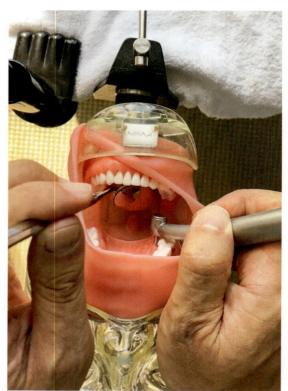

図5，6　右手でハンドピースを持ち，左手にミラーを持つので，もっとも形成しやすいのは術者から見て左側．この場合は舌側であり，最初に舌側を形成してから反対側である頬側を形成する．その後，隣接面である近心，遠心面を形成する．

舌側面の形成

頰舌側面と隣接面のうち，頰舌側面の形成を先に行う．もし隣接面を先に形成してしまうと，隣接面を抜けて頰舌側の隅角に達した際に頰舌側面の壁が残っているのでバーが弾んでしまい，隣在歯などを誤切削してしまいやすい．どちらから形成する順番については取り決めはないが，通常は術者から左側，この場合は舌側面から形成する．

軸面形成の方向を決めるために，おおよその方向でバーを舌側面に当てがいながら肉眼でバーの方向を見ながら調整する．マイクロスコープ下では方向を決めずに肉眼で直接見て方向を調整することがポイントである．その際の目安となるのは，ハンドピースの背面（着脱のためのプッシュの面）が処置歯の咬合平面とほぼ平行になることである．上顎臼歯部はモンソンカーブがあるので，少し頰側に傾斜させることになる．

肉眼でバーの方向を決定したら，ハンドピースを持っている右手の持ち方，方向などを固定して変えないようにする．そのまま歯の周りを一周させれば，軸面のテーパーはバーのテーパーと同じ軸面形成ができることになる．つまり，軸面の形成中にテーパーについては注意を払わなくてもよいことになる．

支台歯形成は，形成の厚み，方向，深さなど注意しなければならないことがたくさんあるので，テーパーだけでも気を遣わなくてもよければ，その分は他の要素に集中できることになる．

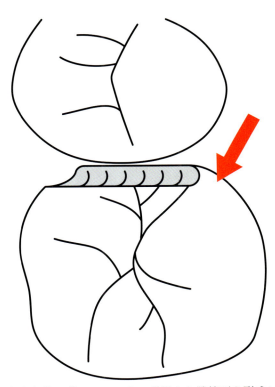

図7　矢印部位が残っていると，舌側から隣接面を形成してきたバーが残していた隣接面の薄皮1枚を削って頰側隅角に達した際に抵抗感が急に低下し，弾かれて隣在歯を誤切削してしまうことがある．隣接面の形成に先んじて頰舌側面の形成を行い，誤切削を防ぐように配慮する．

3章　マイクロスコープ下での支台歯形成

手順1　口蓋側の形成

　舌側面の中央から近心舌側隅角にかけて形成しているところ．バーの深さ，形成面の厚みをマイクロスコープで注視しながら形成を行う．形成中にテーパーが気になってしまっても右手の持ち方，手首を固定している限りは大きく乱れることはないので，自分の右手の感覚を信じて形成を続ける．

　形成部位が遠心に移動すれば，それに追随してミラーもわずかに遠心に移動させる．つねに"見ながら"処置を行うことこそが，マイクロスコープを用いる意義である．

　形成する部位が移動すれば，フォーカスの調整も必要になるはずである．その都度処置を中断してフォーカス調整ダイヤルを回そうとすれば，右手の持ち方や手首の再調整が必要になってしまう．フットペダルで調整ができるモーターライズドズーム＆フォーカスのシステムのあるマイクロスコープが望まれる所以である．

　または，ユニットの上下をフットペダルでコントロールできれば，フォーカスだけは調整できる．ただし，これはミラーテクニックを用いている場合だけで，いわゆる直視下では画面から外れるだけなのでフォーカスの調整はできない（図8〜10）．

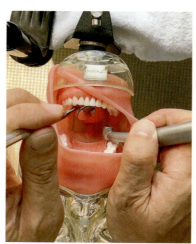
図8　ミラーは下顎大臼歯の舌側に置く．

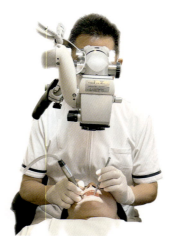
図9　頬骨弓に手首を軽くレストしている．

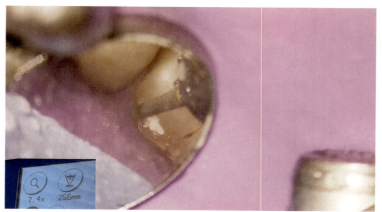
図10　総合倍率で7〜10倍くらいでバーの先端を注視しながら形成する．テーパーは右手のハンドピースの握り方を信じて考えない．

CHECK!!

手順2　頬側の形成

　舌側面に続いて頬側面の形成に移るが，引き続きハンドピースの持ち方，手首の角度などは舌側とほぼ同じなので，ハンドピースを持ったまま，頬側面にバーを移動させる．右手をサベーヤーにしたようなつもりで平行移動させること．

　患者は動かさずに右手を頬側へ移動させる場合には，マイクロスコープも頬側寄りに平行移動させる．

　患者の顔の向きをわずかに左向きにすることで，マイクロスコープを移動させることなく，頬側面の形成に移る方法もある．その場合には，バーの傾きの調整がわずかに必要になるので，ハンドピースの握り方をやや調整して対応する．

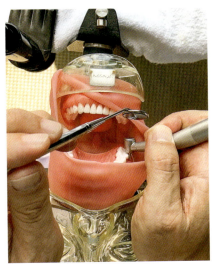

図11　頬側面なので，ミラーはバーより頬側へ置く．

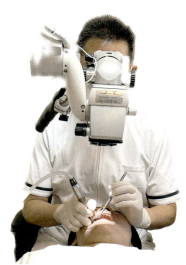

図12　術者は12時のポジションで，手首を頬骨弓にレストする．

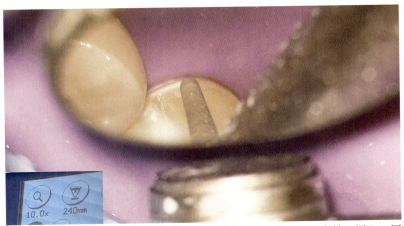

図13　近心頬側隅角部は総合倍率10倍で形成している．バー先端の深さ・厚みを注視し，テーパーは考えない．

CHECK!!

| 3章 | マイクロスコープ下での支台歯形成 |

頬粘膜を巻き込みそうな時の対応

上顎右側臼歯部頬側面の場合の頬粘膜，下顎左側臼歯部の舌側の場合の舌縁など，バーで粘膜や舌を巻き込みそうになる．その時には，ラバーダム防湿をして形成すれば，トラブルを未然に防ぐことができる．

ラバーダム防湿ができないときには，ネオドライNeoDrys（microcopy，プレミアムプラスジャパン）を頬粘膜に張り付けると巻き込みを防止できる（図14～16）．

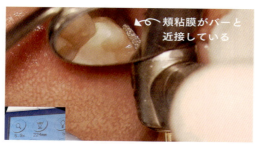

図14 頬側面を形成しようとすると，バーに頬粘膜が接近して巻き込まれるおそれがある．

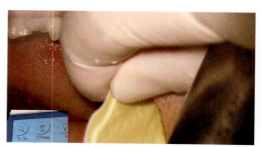

図15 NeoDrysを頬粘膜に貼り付ける．

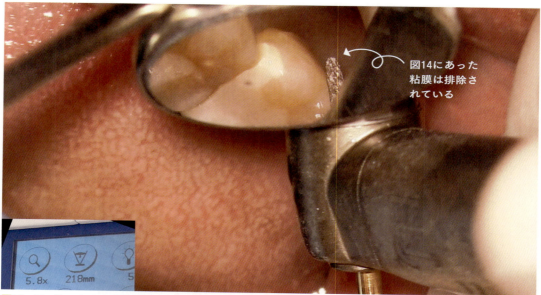

図16 NeoDrysにより頬粘膜が排除され，安全に形成を続けられる．

手順3　隣接面の形成

　前述したように，原則的に左から右へ形成するため，隣接面の形成は舌側隅角から頬側隅角へ向かうようにする．

　隣接面形成でもっとも大事なことは，隣在歯の隣接面を誤切削しないことである．そのために，ミラーの向きを調整して，削るべき支台歯と，削ってはいけない隣在歯隣接面とが同時に見えるようにする．薄皮を残すようにして形成すると安全である（図17～19）．

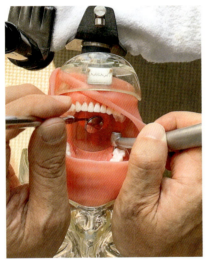

図17　ハンドピース，ミラーの位置は前述の舌側の形成とほぼ同じ．

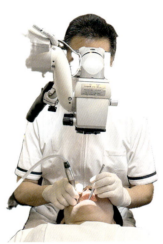

図18　術者は12時のポジションで，頬骨弓に手首を軽くレストする．

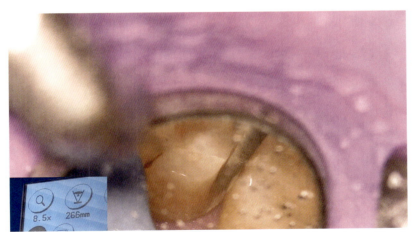

図19　遠心隣接面を形成しているところ．削るべきところだけでなく，削ってはならない 7| 近心面が同時に見えるようにミラーを位置させることが重要である．

手順4　咬合面の形成と隅角処理

　ジルコニアクラウンでの補綴のためにはより単純な形態が求められるので，咬合面形成はディスク状のバー（G-21S,Marry Dia，日向和田精密）を用いる．ディスクの厚みが約0.6mmなので，3～4枚分ディスクを沈めるように形成すると十分なクリアランスを確保できる（図20）．

　バーの方向を傾けることで軸面と咬合面の線角を丸めるようにする（図21）．

　概形成が終了したところ．歯髄保護を考慮した最小限の形成量を全周に確保できた（図22）．

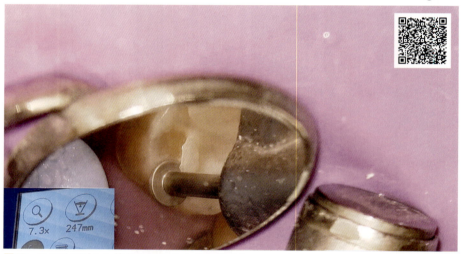

図20　G-21Sの厚み1枚分を沈めるように形成しているところ．おおよそ0.6～0.8mmほどの形成量となる．

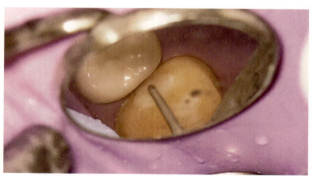

図21　隣接面の線角を丸めている．バーの先端が隣在歯を誤切削しないかに注目しながら操作することが大切である．

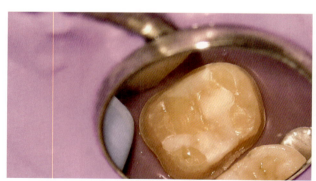

図22　形成終了後の咬合面観．

手順5　最終形成と模型

粒子の細かい最終形成用バーを用いて，回転数を下げて最終形成する．ポジションなどは概形成と変わらない（図23, 24）．

近心の隣在歯の隣接面に誤切削はない（図25）．遠心の隣在歯に新たな誤切削はない（図26）．これが形成にマイクロスコープを用いる最大の利点である．

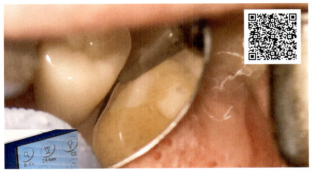

図23　近心隣接面を形成しているところ．約10倍の総合倍率なので，フォーカスレンジは3mmほどしかないが，バーの先端にフォーカスが合っていることに注目．顕微鏡の拡大視といえども，視界の中のどこに注目しているのかをフォーカスで表現することが大切．

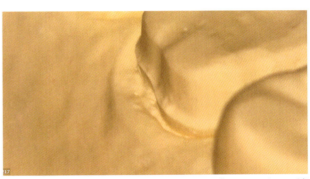

図24　模型の口蓋側マージンを示す．明瞭なマージンが連続していることがわかる．

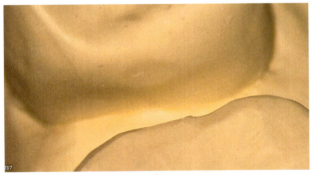

図25　近心側隣在歯である 5| 遠心面．誤切削の跡がいっさいないことがわかる．

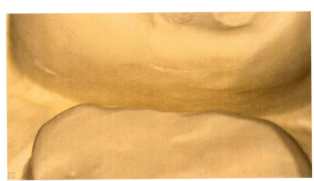

図26　 7| 近心面．今回の形成での誤切削がないことがわかる．

9. 上顎大臼歯（直視）

概説

上顎大臼歯部の直視によるプレパレーションで障害となるものは，患者の頬粘膜と隣接歯の張り出し（豊隆部）である．とくに，上顎第二大臼歯の遠心側の形成時にいかに頬粘膜を排除し，バーの先端が遠心形成面に接する状況をマイクロスコープ下で術者が楽な姿勢で見て触ってバーを動かせるかが攻略ポイントになる．

裸眼や拡大鏡で形成するより圧倒的に楽に，早く，正確でなければマイクロスコープを使う意味がないと個人的に思っている．筆者がミラーを使わないでマイクロスコープ下で形成を行うのは「見たい場所を」「見たい倍率で」「見たい角度で」「すぐ見る」「明るく見る」「記録して撮る」ためであり，かつ，自分が動かないでできるだけ「同じ位置」「同じ姿勢」「楽な体勢」で形成をするためである．

筆者がメインで使用しているマイクロスコープは2機種あり，1つはZEISS社のOPMI pico MORA（オプションのバリオスコープ付き），もう1つがペントロンジャパン社のブライトビジョン5000（オプションのアングルローテーションとバリオオブジェクティブ付き）である．

両機種ともエントリーモデルであるが，アームの軽さ，可動範囲の大きさ，焦点間距離の長さが十二分あり，機動力に長ける機種である．筆者はミラービューでの形成を極力行わず，また，自分のポジションもほとんど変えず同じ位置で治療を行っている．そのため，マイクロスコープのアームを最大限活用するためには上記2機種のように取り回しが軽く，楽で任意の位置でピタッと止まるものでなければストレスになってしまう．

現在pico MORAは販売していないため，増設する場合はブライトビジョン一択になってしまう．本稿の筆者のパートで使用しているマイクロスコープはすべてブライトビジョン5000に統一している．

頬粘膜排除のポイント

口が大きく，開口量もあり，頬粘膜が柔らかく伸展する患者であれば苦労はないが，そのような人は稀である．「では，どうやって排除するか？」「裸眼の場合，どうしているか？」，筆者を含め，多くの歯科医師はデンタルミラーで口角を遠心方向に思いっきり引っ張り，術者も首を大きく傾けながら形成しているはずである．右肩は大きく下がり，窮屈な姿勢で無理な体勢を保ちながらやっていないだろうか．しかも，遠心面は口角鈎代わりに使っているデンタルミラーを見ながら，呼気や水滴で曇るのをその都度拭きながら，あるいはアシスタントに3 WAYエアシリンジでミラーにエアをかけて曇りを取りながら，鏡像での形成になるはずである．

術者はミラーとタービン（エンジン）を両手で持ち，アシスタントはバキュームと3 WAYエアシリンジを持っている状況で無影灯を動かしたりするのは，2人のうちのどちらか一方の手を使わなければならず即時の対応は困難である．

一方，直視のマイクロスコープ下であれば，拡大明視野でアシスタントは片手がフリーな状況で形成を行うことができる．それが裸眼よりも楽な姿勢であれば，体への負担も少なく，短時間で高精度で形成できる．術者以上に患者さんも楽であればWin-Winである．

ポイント1「患者の頭位（顔）を傾ける」

上顎右側臼歯の形成であれば，頬側近遠心を見た

い場合，左方向へ頭位を傾けさせる．口蓋側は逆に右方向へ頭位を傾けさせる．傾ければ傾けるほど遠心側が見えてくるので，ミラー像を見ながら形成する時間と部位が激減する．

上顎左側臼歯の場合，右側へ頭位を傾ければ頬側近遠心が見え，左側へ頭位を傾ければ口蓋側近遠心が見えてくる．

上顎の形成では，ユニットは水平位，頭位は患者がつらくない程度に下げ，マイクロスコープを煽るようにして見る．術者の位置は10時〜11時の位置から動かない．

ポイント2「上唇部口角を上方向に押し上げる」

術者がデンタルミラーで口角を引っ張るだけでは，遠心部が口唇や頬で形成したい遠心面が隠れてしまう場合がある．その際は，アシスタントのフリーなほうの手で，軽い力で上唇口角部を上方向に押さえてもらうだけで，視野が広がり，形成が非常に楽になる．

ポイント3「軽く閉口させる」

大きく開口させると，口角が突っ張り，バーを挿入し動かすだけの空間が維持できない．頬粘膜に多少のゆとりをもたせ，バーの動きを妨げず，かつ直視のマイクロスコープ下で形成できるようにする．

マテリアルの選択による形成の注意点

修復・補綴装置の種類，とくにメタルかノンメタルか，ミリングマシンを使用するかどうか，またIOS（intra oral scanner）を使うかで形成の形態は異なる．

IOSの形成の場合，被写深度の限界があり，可能であればフィニッシュラインは縁上マージン，マージンはディープシャンファーかラウンデッドショルダー，隅角部は丸みをもたせ，連続性のあるメタル修復であれば合着操作にジルコニアやセラミックスでの接着操作になるため，修復物の維持形態が異なる．前者はロストワックス法で鋳造により製作できるため，マージン部はナイフエッジ形態，クリアランスもギリギリまで薄くできる．後者は角張った形成だとミリングバーでの正確な削り出しが不可能なため，できるだけ丸く角がない形成にしなければならず，また，マージン部も含め一定の厚みがないと破折のリスクが高まる．

しかしながら，審美性に優れ，歯肉縁下にマージンを設定する必要はなく，俗に言うテーブルトップやオクルーザルベニアといった歯質を可及的に温存し不必要な削合をしないで済むことができる．またそのためにIDS（immediate dentin sealing）といった象牙質を接着性材料で封鎖する方法が推奨される．

さらに付け加えると，デジタルでは形成の精度が補綴装置の適合に大きく影響する．裸眼やルーペでの限界点を超えた拡大明視野での形成，マイクロスコープとIOSとの相性は良い．

以上のことを考慮し，以下の手順で支台歯形成を行うことを推奨する．

1. 隣接面の形成
2. 切縁の形成
3. 唇側面切縁側1/3の形成
4. 唇側面歯頸側1/3の形成
5. 唇側面中央部1/3の形成
6. 口蓋側歯頸部の形成
7. 口蓋側中央部の形成

一般的には，最初に切縁を形成し，唇側，口蓋側を形成後に隣接面を形成する手順であることは認識している．しかし，最初に切縁を形成しようとすると隣接面にクリアランスがないため，隣在歯を誤切削しないように気を付けながら削ることになる．結果として，正確に切縁を咬合平面に平行な直線となるように削ることができず，形成の基準となるような面の設定ができなくなる．

そのため，最初に隣接面を形成し，近遠心的な形成軸を確定させて，隣接歯との間にクリアランスがある状態で切縁を形成することにより，正確な形成軸の基準を患歯の中に設けることができるので，その後の高倍率での支台歯形成に誤差が生じない方法であるといえる．

手順1　頬側中央部の形成

デンタルミラーを口角鈎代わりに使用し，形成面の視野に入らないように，またバキュームが適正な位置で作業できるよう，かつバーの先端を含めた拡大視野の邪魔にならない空間を作る（図1，2）．

バーのテーパーと歯面に当てる角度を，隣接歯を低倍率（2.8〜4.2倍）で見ながら形成していく（図3）．

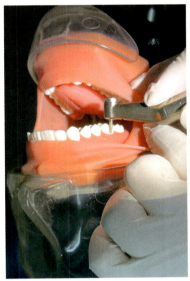

図1　患者頭位（やや左側方向）．

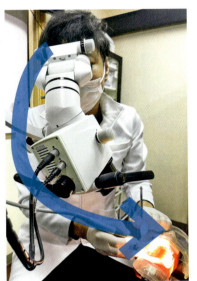

図2　術者ポジション（10時〜11時）．ユニットチェア（水平位）．術者の眼がマイクロスコープ（接眼レンズ〜対物レンズ）を通して形成する歯を見る（眼とマイクロスコープが一体化）するイメージをつねにもつ．

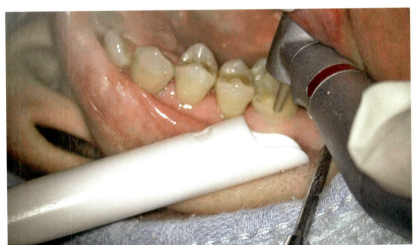

図3　動画．

CHECK!!

手順2　頬側近遠心部の形成

　患者の顔を左方向へ向かせ，それに追従するようマイクロスコープの対物レンズを移動させる．術者のポジションは変わらずに，隣接部がしっかりと見える位置でバーを頬側から口蓋側へ抜くようにゆっくり形成し，隣在歯に接しないようレストをしっかりとりながら，倍率をミドルレンジ（6.9〜10.4倍）にして形成する（図4〜7）．

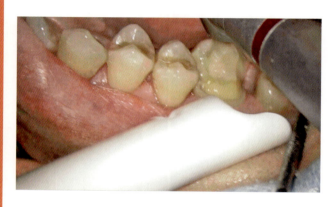

図4　遠心．術者ポジション（10時〜11時）．ユニットチェア（水平位）．患者頭位（さらに左側方向）．

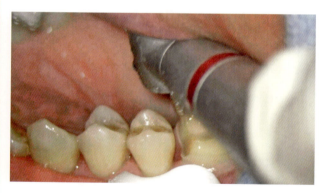

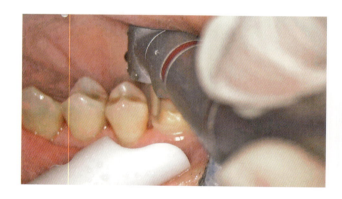

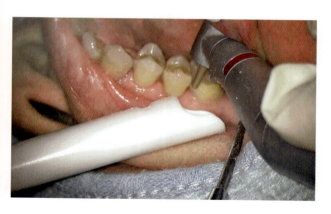

図5〜7　近心．術者ポジション（10時〜11時）．ユニットチェア（水平位）．患者頭位（左側方向）．

手順3　口蓋側の形成

患者の顔を右側に変えさせ，デンタルミラーで頬粘膜を軽く引っ張り，患者の頭位が左に向くのを防ぎながらミドルレンジで形成．その際，頬側から隣接面を形成したラインをつなぐイメージで近遠心をつなぐように形成する（図8〜11）．

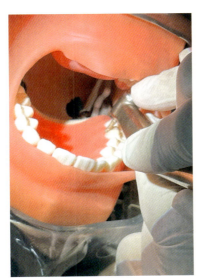
図8　患者頭位（右側方向）．

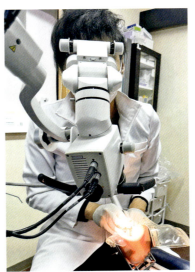
図9　術者ポジション（10時〜11時）．ユニットチェア（水平位）．

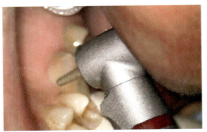
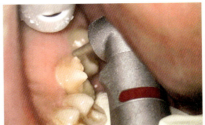
図10, 11　動画．

手順4　隅角部の形成

ローレンジ（低倍率）で角張りがないように，咬合面方向から確認し必要な箇所を整理していく．

手順5　咬合面の形成

患者の頭位を水平方向に戻し，バーを算盤型に変更し，最深部が隣接歯と同じラインになるよう，また，装着する補綴装置と相似形になるように，補綴装置の材質に必要十分なクリアランス量を確保するよう形成する（図12〜14）.

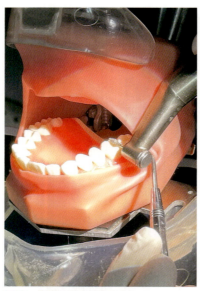

図12　患者頭位（正面方向）.

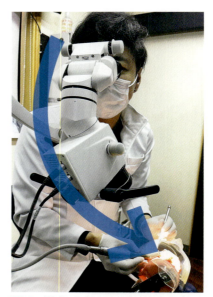

図13　術者ポジション（10時〜11時）.ユニットチェア（水平位）.術者の眼がマイクロスコープ（接眼レンズ〜対物レンズ）を通して形成する歯を見る（眼とマイクロスコープが一体化）するイメージをつねにもつ.

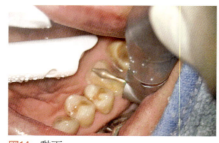

図14　動画.

CHECK!!

手順6　最終確認，修正

マージン部の連続性，ジャンピングマージン部の形態修正，鋭縁部がないかなど，倍率を低倍率からミドルレンジ（6.9〜10.4倍）に可変しながらチェックする.

10. 下顎大臼歯（ミラーテクニック）

概説

　下顎大臼歯部の支台歯形成は，基本的にほとんどの面を直視で形成することになる．しかしながら，遠心舌側隅角部は後方歯になればなるほど見えにくくなっていく．

　マイクロスコープで補えるのは拡大視野と照明であり，手前の物体の陰に隠れて見えないものに関してはミラーで見る必要がある．とくに下顎となると，患者の開口量の変化によってフォーカスがずれたり，舌の過緊張や嚥下反射によりとても困難な部位であるとともに，ミラーテクニックも上顎と比較して向きが反対となり難易度が高い．そのため，直視で行える範囲をしっかりと直視で行ったうえで，最小限の部分のみミラーテクニックで行うよう戦略的に工夫する必要がある．

目標となる支台歯の形態とその理由

　下顎大臼歯部の支台歯形態として，とくに重要な部分は頬舌的な形成軸であるといえる．

　基本的に，臼歯部の形成軸は咬合平面に垂直で歯軸に平行であると認識されていることが多い．しかし，上下顎とも咬合平面に垂直な形成軸に設定すると，頬舌的に咬頭対咬頭の接触になってしまう．上顎は歯冠と歯根がまっすぐで歯軸と平行な形成軸を設定するのが望ましいが，下顎は歯根に対して歯冠部が舌側に傾斜しているため（図1），形成軸を舌側に傾斜させる必要がある（図2）．咬合面は，逆屋根状の頬舌側の咬頭内斜面と機能咬頭の外斜面（functional cusp bevel）の3面で構成される（図3）．

　頬側面はfunctional cusp bevelから緩やかな2面で構成され，舌側に傾斜した形成軸で頬側のクリアランスを確保する必要がある．舌側面は，頬側の形成軸に対して平行な形成軸でバーのテーパーにより軸面を形成することになるため，頬側面の形成が終わった後に形成する必要がある（図4）．

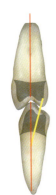 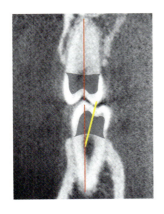

図1　歯間部の舌側傾斜．

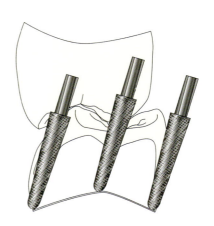

図2　形成軸の舌側傾斜．

もし仮に，形成の順序を無視し，咬合平面に垂直に形成軸を設定して全周形成後にクリアランスを確認すると，頬側のクリアランス不足に陥っていることに気づくはずである．その時点から頬側のクリアランスを追加していくと，過大なテーパーが付与されてしまい，保持力（リテンション）の著しい低下が起こる．

さらには，舌側咬頭内斜面のサポート形態を失うことになるため，ガラスセラミックスやハイブリッドレジンを用いたモノリシッククラウンでは抵抗形態（レジスタンス）も著しく失うことになる．

咬合面の形成において，逆屋根状の内斜面の2面と機能咬頭の外斜面の，合わせて3面が基本となる．これらの面の向きは，左右の側方偏心位における運動経路と両隣在歯の咬頭展開角を参考に設定し，中心咬合位と偏心位のいずれにおいても十分なクリアランスを確保することが重要となる（図5）．

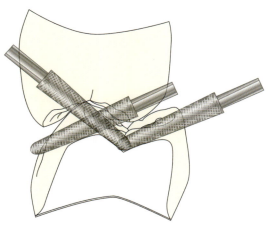

図3　咬合面の支台歯形成．

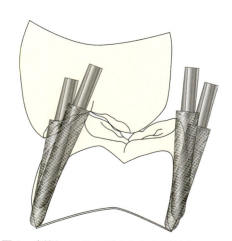

図4　頬側，舌側の緩やかな2面形成．

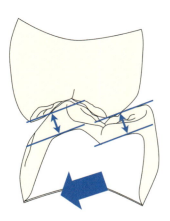

作業側偏心運動

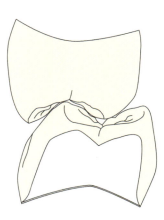

中心咬合位

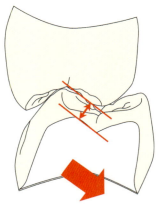

平衡側偏心運動

図5　咬合面の形成面の角度．

下顎の大臼歯における形成手順

1. 隣接面の形成
2. 咬合面の形成
3. 頰側側面の形成
4. 舌側面の形成

1番目に隣接面から形成する理由は，隣在歯との間にクリアランスを設けることにより，適切な咬合面クリアランスを設定しやすくするためである．2番目に，咬合面クリアランスを正確に付与するとともに，レジスタンスを確実に確保する．

咬合面の形成が完了したら，3番目に頰側面の形成軸が確定し舌側傾斜した形態で頰側面を形成することができる．その後，4番目に舌側面を形成することにより，頰舌側の形成軸に適切なテーパーを付与することができリテンションを確保するとともに，舌側のレジスタンスも確保することができる（図6）．

頰側の形成軸が咬合平面に垂直になってしまうと，咬合面が平坦で頰側に張り出したクラウン形態にしないと口腔内に装着できないことになり，咀嚼効率が低下する可能性が考えられる（図7）．

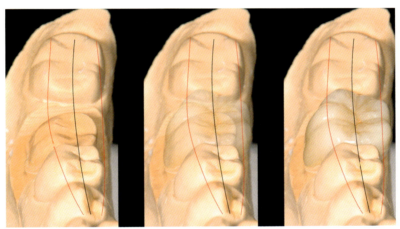

図6　咬頭頂の連なりと支台歯形態．

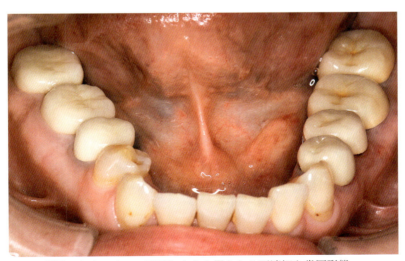

図7　頰側のクリアランス不足によると思われる不適切な歯冠形態．

手順1　隣接面の形成

　下顎大臼歯部における隣接面の形成は，近遠心的な形成軸の基準となるように歯軸と平行にバーを当てて，頰側から舌側へ向かって形成するとバーに付与されているテーパーがそのまま支台歯の近遠心的な軸面テーパーとなる．隣在歯を傷つけないように，薄皮を1枚残すようなイメージで慎重に形成する必要がある．

　ポジショニングは，右側を形成する場合は患者の頭部を左に向けてマイクロスコープの鏡筒を右からあおるように設定し，その状態で患歯の形成する部位を視野の中央に位置付けることが基本となる（図8，9）．

　左側の場合は，反対向きに同様なポジショニングにする．術者の持つミラーを用いて頰粘膜を排除し，サクションチップは舌側に位置付けると視野を確保しやすい（図10）．

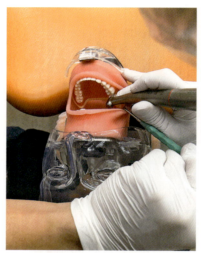

図8　隣接面形成時の手元．

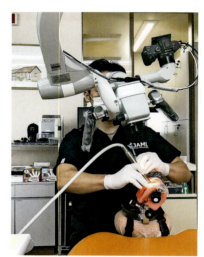

図9　隣接面形成時のポジション．

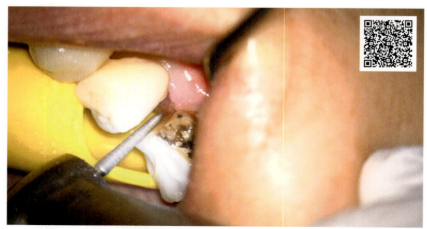

図10　隣接面形成時の拡大視野．

CHECK!!

手順2　咬合面の形成

　咬合面の形成は，中心咬合位と側方および前方の偏心位のいずれにおいても適切なクリアランスを与えるよう正確に設定しなければならない．低倍率（3〜5倍）の概形成の時点で，頬側咬頭内斜面と舌側咬頭内斜面の2面で逆屋根状の形態にする必要がある．

　さらに下顎の場合は，頬側咬頭の外斜面にfunctional cusp bevelを形成する必要がある．これらの面の基準は側方偏心位における運動方向と両隣在歯の解剖学的な咬頭展開角から総合的に判断する．

　隣接面を形成するときと同様のポジショニングが適していると思われるが，ハンドピースの挿入方向が異なるため，右手の使い方は少し窮屈になりやすい．手元を重視するのであれば，9時のポジションへ移動してもよい（図11〜13）．

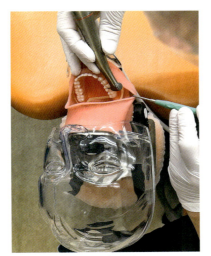
図11　咬合面形成時の手元．

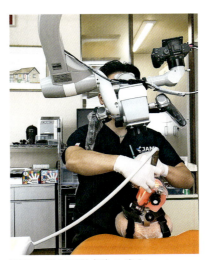
図12　咬合面形成時のポジション．

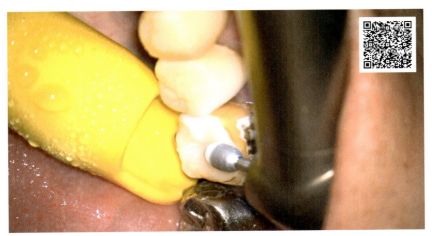
図13　咬合面形成時の拡大視野．

CHECK!!

手順3　頰側面の形成

　頰側面の形成は，咬合面の形成の時点でfunctional cusp bevelを形成しているため，その下の中央部1/3をクラウンに必要な厚み分削除するように形成する．

　次に，歯頸側1/3をフィニッシュラインの位置とクラウンの厚みを考慮して形成する．いわゆる3面形成に準じた形成面となる．

　下顎の臼歯部は歯冠が舌側傾斜している形態を呈しているため，支台歯も舌側傾斜したような形態にしないとクラウンの適切な厚みを確保できないことから，とくに頰側面のクリアランスを意識して形成する必要がある．

　後に舌側面を形成するときに，この頰側面の形成軸を基準に舌側の形成軸が確定するため，概形成の段階で正確に設定しておくことが重要である（図14～16）．

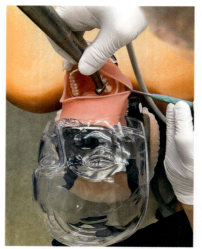

図14　唇側面形成時の手元．

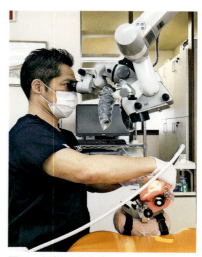

図15　唇側面形成時のポジション．

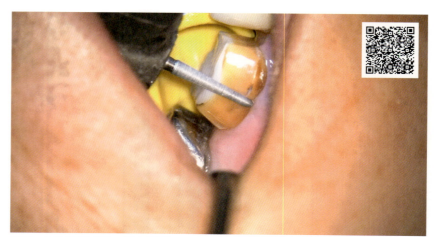

図16　唇側面形成時の拡大視野．

CHECK!!

手順4　舌側面の形成

　舌側面の形成は緩やかな2面で，歯頸側の1/2は頰側面の歯頸部と平行な形成軸とする．そうすると，咬合面から見てわずかに舌側傾斜し，歯頸部にアンダーカットができたような形態となる．単冠や臼歯部のみのブリッジであれば着脱方向がわずかに舌側に傾斜しているだけで，着脱には問題なく，適切なクリアランスが得られる．

　マイクロスコープを用いて形成する場合，舌側傾斜により歯頸部が見えにくくなるため，患者の頭部を患側へ向けて視野を確保する必要がある（図17, 18）．遠心舌側隅角部を直視で行うのは困難であるため，ミラーテクニックで形成することを推奨する（図19）．

　サクションチップは頰側から位置付けて，ミラーの裏面で舌を排除しながら表面を使って鏡視で形成するが，注水の影響を受けやすく難易度は高い．

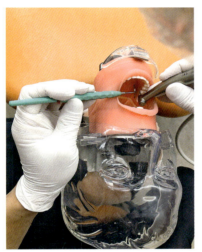

図17　口蓋側形成時の手元．

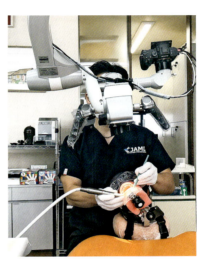

図18　口蓋側形成時のポジション．

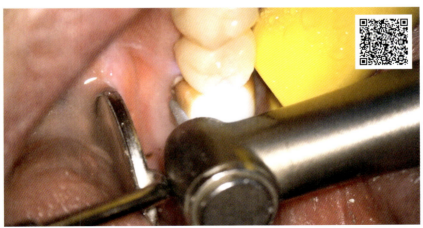

図19　口蓋側形成時の拡大視野．

CHECK!!

手順5　細部の仕上げ

　前歯部と同様に，上記の手順1〜4までを概形成として低倍率（3〜5倍）で行い，正確に支台歯の形態と形成量を確定する．そのうえで，細部の仕上げを行っていく．
　レギュラータイプのダイヤモンドポイントで概形成を行い，仕上げはスーパーファインを使用する．仕上げは高倍率（5〜8倍）にしてフィニッシュラインを整える（図20）．支台歯形態が変化しないように，概形成と仕上げ形成時のポジションは同一であることが望ましい（図21）．

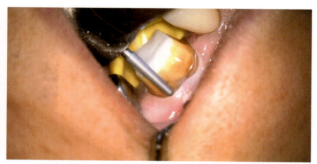
図20　頰側面の仕上げ形成．

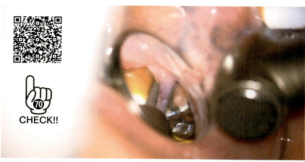
図21　舌側縁心隅角の仕上げ形成．

支台歯形成における左右の違いについて

　下顎大臼歯部の支台歯形成では，基本的に患者の頭部を左右にローテーションさせて見えやすいところに位置付けることで，左右の歯に対する形成法やポジショニングに大きな差はない．
　しかし，左側の舌側に関しては，12時のポジションからミラーで舌を排除するには左右の手が交差してしまうため，とても難しい．9時のポジションのほうがやりやすいと思うが，患者の頭部は大きく左向きに位置付ける必要がある．

支台歯形成後の確認

　支台歯形成後の確認は，まず支台歯の頰側面とfunctional cusp bevelを両隣在歯の頰側面と比較して，頰側面の連なりに対して適切なクリアランスが設定され，形成軸が一致していることを確認する（図22）．さらに，ミラーを用いて切縁側から観察し，咬合面のクリアランスが中心咬合位と偏心位のいずれにおいても機能的なクリアランスが確保されていることを確認する（図23）．

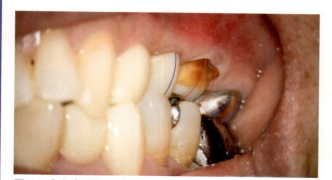
図22　支台歯形態の確認．

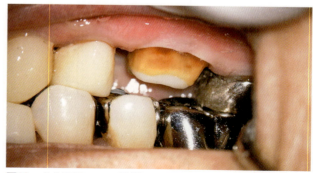
図23　クリアランスの確認．

11. 下顎大臼歯（直視）

概説

下顎大臼歯の形成では，頬粘膜から舌をどう抑え，うまくかわしながら舌側面を形成していくかがポイントとなる．逆に，頬側はミラーでしっかり固定しながら引っ張ることで，視野スペースの確保ができる．治療ユニットの背板を少し起こし気味にし，マイクロスコープの対物レンズを遠心方向から見るようにして患者の頭位を横方向に倒すと，上顎大臼歯と同様かそれ以上に楽に見ることができる．

術者の位置は10時〜11時の位置で変わらない．舌側の形成は術者がミラーで舌を軽く抑え，アシスタントがバキューム操作をするが，マイクロスコープの光の強さで見えないこともあるので，モニターと口腔内の両方を見ながら，適切な操作をする．

形成の順番は上顎と同じく，頬側面→近遠心面→舌側面→咬合面で，見たい場所を見たい倍率で明るく見る．見えない時はマイクロスコープと患者の頭位を動かし，自分のポジションを変えず自分がもっとも楽に作業できる位置で作業する．

各面のマージンをつないで連続性のある曲面に仕上げていき，咬合面のクリアランスを最後に設定する．注意点としては，上顎同様，最初は低倍率で軸面を隣接歯あるいは形成する歯の相似形になるように概形成→倍率を上げてマージン部，鋭縁部を修正→低倍率に戻し全体を確認，必要なら修正していく．

サクションの位置や視野の確保について，直視で形成をする利点として，デンタルミラーを使用しないので，呼気，水滴によるミラーの曇りを気にしなくてもよい．また，アシスタントはエアーをミラーにかけ，曇りを取るが必要ない．そのため，3WAYシリンジを持たなくてもよく，サクションの他に排唾管やデンタルミラーを持つことができる．

舌圧が強い患者や，口腔内に水を溜めるのが苦手な患者も多い．術者がデンタルミラーで頬粘膜を排除しながら，マイクロスコープでの拡大視野にて形成に集中しているときに，患者の舌が大きく動いたり，嚥下による体動で焦点がズレると形成ができなくなる．それにより再度調整を行うと，時間をロスするだけでなく，切削器具で粘膜を傷つけてしまうおそれもある．

サクションと排唾管，あるいはデンタルミラーを組み合わせてアシストすることで，形成部位の周囲に適正な空間を作り，安全に作業できることで術者がストレスなく治療ができる．当然，拡大明視野なので高精度で早い形成ができる．

下顎左側大臼歯であれば，アシスタントは頬側を形成中はサクションとサクションを持たないほうの手で頬粘膜を伸展させ，術者は舌側にミラーを軽く置くか，もしくは頬粘膜をミラーで伸展させ，アシスタントにサクションのみ使用させる．

排唾管を右側大臼歯部舌側にかけ，吸引させてもよい．術者の診療ポジションは10時〜11時の位置，頬側の形成は患者の顔を右方向へ，舌側の形成は逆に左方向へ向かせてマイクロスコープを追従させながら形成する．

下顎右側大臼歯では，アシスタントもサクションとデンタルミラーの両方を持って舌の圧排と吸引を両手で行う．術者は，デンタルミラーで頬粘膜を伸展させ，形成歯周囲が安全な空間になるようにする．診療ポジションは10時〜11時の位置，ユニットを少し起こし気味で，頬側の形成では患者の頭位を左側方向へ，近遠心隣接面の形成はさらに横方向へ頭位を傾けさせる．術者の位置は変わらないが，マイクロスコープは動かした頭位に追従するように移動させていく．

手順1　頬側面の形成

ユニットを少し起こした状態にし，患者に顎を引いた状態で開口させる．下顎左側部と上顎右側部の見え方は，遠心側を除きほぼ同じ（下顎右側部と上顎左側部も）なので，患者の頭位の動かし方，歯の見え方も酷似している．これを意識することで，バーの当て方，動かし方が上下顎左右側4通りから2通りになりパターン化できる（図1〜4）．

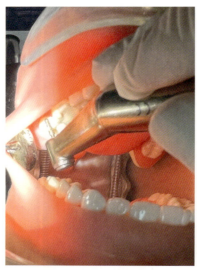

図1　ミラーを口角鈎代わりにし，バーを巻き込まないように十分なスペースを設ける．

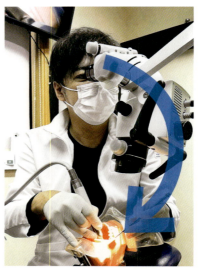

図2　焦点間距離を十分にとり，器具が干渉しない位置に対物レンズがくるように位置設定する．術者の眼がマイクロスコープ（接眼レンズ〜対物レンズ）を通して形成する歯を見る（眼とマイクロスコープが一体化）するイメージをつねにもつ．

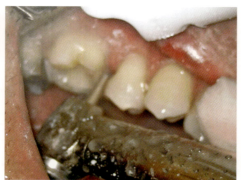

図3　頬側面（近心側）．

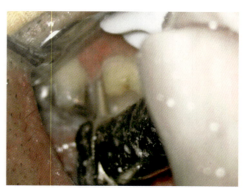

図4　頬側面（遠心側）．

手順2　舌側面の形成

舌が形成時に邪魔しないよう最大限の配慮をし，またアシスタントのバキューム操作がスムースに行えるようマイクロスコープの位置を考えながら行う．

患者の頭位を横に倒せば倒すほど舌側面が視野正面に見え，それに追従するようにマイクロスコープの向きを変えていく（図5〜8）．

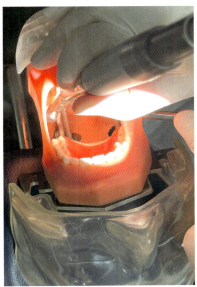

図5　頬粘膜の排除はアシスタントがバキュームで行う．

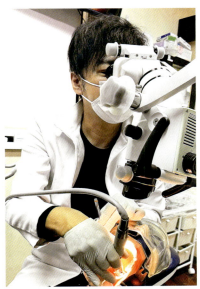

図6　アシスタントが口腔内で操作しづらい場合は，排唾管を使うと効果的である．また，アシスタントはモニター画面越しにバキュームを操作したほうが行いやすい．

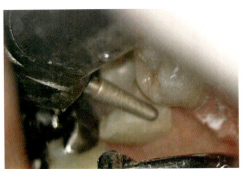

図7　舌側面（近心側）

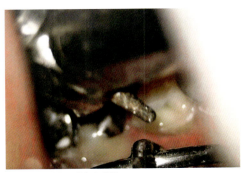

図8　舌側面（遠心側）

3章　マイクロスコープ下での支台歯形成

手順3　咬合面の形成

　上顎の形成同様に隣接歯にバーを当てないように注意しながら削合していく．倍率は低倍率～中倍率で形成し，舌や頰粘膜を巻き込まないように注意しながら行う．また，鋭角な面はバーの角度を変え，丸みを意識しながら鈍角（丸く）に仕上げていく（図9～11）．

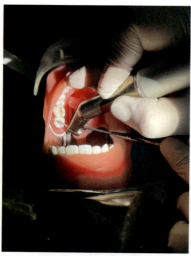

図9　低倍率での形成（バーの当て方と隣接歯に注意しながら）．

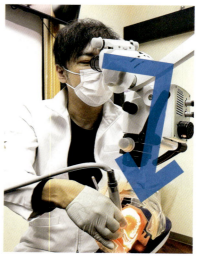

図10　エンジンを立ててもマイクロスコープと干渉しない位置（距離）で形成を行う．術者の眼がマイクロスコープ（接眼レンズ～対物レンズ）を通して形成する歯を見る（眼とマイクロスコープが一体化）するイメージをつねにもつ．

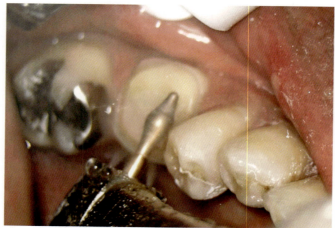

図11　中倍率（ミドルレンジ）での形成．隣接歯に当てない，見えない場合は勘に頼らず，必ず患者頭位とマイクロスコープの位置を変え，見える角度にしてから形成する．

CHECK!!

CHAPTER 4

マイクロスコープ下の
補綴処置の各ステップの実際

4章 マイクロスコープ下の補綴処置の各ステップの実際

1. クラウン修復の印象採得

クラウン修復において，印象採得はとても重要なステップである．もちろん，各治療ステップのいずれも重要であるが，一発勝負という要素が強く，とても緊張する瞬間となる．

現在はIntraoral scanner（以下，IOS）も広く普及し，一発勝負的な部分はなくなってきている．さらに，歯肉縁上にマージンを設定し，セラミックスを用いた一部修復においては，従来法による印象採得とデジタル技術による印象採得において仕上がりに差がみられないため，近年では歯肉縁下にマージンを設定する機会が減少している．

しかし，着色した歯根の審美修復や，歯肉縁下からカントゥアを調整し歯肉の形態を修正しながら修復するような場合は，歯肉縁下にフィニッシュラインを設定する必要があり，従来法による印象採得のほうが有利な場合もある．IOSでスキャンする場合においても歯肉圧排などの前処置が必要となるため，従来法の印象方法はマスターしておく必要がある．

本章では，印象採得について解説していくが，わずかに歯肉縁下にマージンを設定した場合の従来法による方法であるため，そのほとんどが歯肉圧排について解説することになる．

①プロビジョナルクラウンを外す際の注意点

歯周病のコントロールが良好で，適切なフィニッシュラインを設定し，適合の良いプロビジョナルクラウンが装着されているのであれば，印象採得の際に歯肉圧排を行ったとしても出血しない引き締まった歯周組織になっているはずである．プロビジョナルクラウンを外した時に出血するようであれば，前述のどこかに問題があったと思われる．問題のあったところを改善し，歯周組織の回復を待ってから印象採得するのが望ましい．

プロビジョナルクラウンを外すときに，リムーバーを用いるのが一般的だと思われる．連結冠であれば，歯冠連結部にリムーバーを掛けることになるが，単冠の場合はマージンに引っ掛けて外しているのではなかろうか．

マイクロスコープを用いて極めて適合の良いプロビジョナルクラウンを装着していたのであれば，リムーバーが掛かることはなく，強引に掛けたならばその部分を破損させてしまうことになる．さらに，歯肉を損傷し出血を招くことになる．そのため，リムーバーを掛ける部分にノッチを付与しておくことが必要になる（図1）．プロビジョナルクラウンを外し，仮着セメントを除去する際にはエキスカを用い

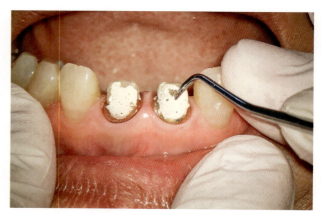

図1　リムーバーを掛ける部分にノッチを付与したプロビジョナルクラウン．

図2　エキスカを用いた仮着セメントの除去．

CHAPTER 4

マイクロスコープ下の補綴処置の各ステップの実際

4章 マイクロスコープ下の補綴処置の各ステップの実際

1. クラウン修復の印象採得

クラウン修復において，印象採得はとても重要なステップである．もちろん，各治療ステップのいずれも重要であるが，一発勝負という要素が強く，とても緊張する瞬間となる．

現在はIntraoral scanner（以下，IOS）も広く普及し，一発勝負的な部分はなくなってきている．さらに，歯肉縁上にマージンを設定し，セラミックスを用いた一部修復においては，従来法による印象採得とデジタル技術による印象採得において仕上がりに差がみられないため，近年では歯肉縁下にマージンを設定する機会が減少している．

しかし，着色した歯根の審美修復や，歯肉縁下からカントゥアを調整し歯肉の形態を修正しながら修復するような場合は，歯肉縁下にフィニッシュラインを設定する必要があり，従来法による印象採得のほうが有利な場合もある．IOSでスキャンする場合においても歯肉圧排などの前処置が必要となるため，従来法の印象方法はマスターしておく必要がある．

本章では，印象採得について解説していくが，わずかに歯肉縁下にマージンを設定した場合の従来法による方法であるため，そのほとんどが歯肉圧排について解説することになる．

①プロビジョナルクラウンを外す際の注意点

歯周病のコントロールが良好で，適切なフィニッシュラインを設定し，適合の良いプロビジョナルクラウンが装着されているのであれば，印象採得の際に歯肉圧排を行ったとしても出血しない引き締まった歯周組織になっているはずである．プロビジョナルクラウンを外した時に出血するようであれば，前述のどこかに問題があったと思われる．問題のあったところを改善し，歯周組織の回復を待ってから印象採得するのが望ましい．

プロビジョナルクラウンを外すときに，リムーバーを用いるのが一般的だと思われる．連結冠であれば，歯冠連結部にリムーバーを掛けることになるが，単冠の場合はマージンに引っ掛けて外しているのではなかろうか．

マイクロスコープを用いて極めて適合の良いプロビジョナルクラウンを装着していたのであれば，リムーバーが掛かることはなく，強引に掛けたならばその部分を破損させてしまうことになる．さらに，歯肉を損傷し出血を招くことになる．そのため，リムーバーを掛ける部分にノッチを付与しておくことが必要になる（図1）．プロビジョナルクラウンを外し，仮着セメントを除去する際にはエキスカを用い

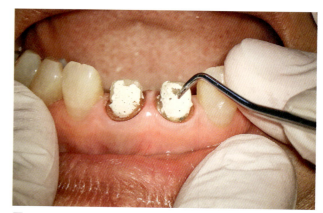

図1　リムーバーを掛ける部分にノッチを付与したプロビジョナルクラウン．

図2　エキスカを用いた仮着セメントの除去．

てていねいに行うことが望ましい.

超音波スケーラーやエアースケーラーなどを用いると，フィニッシュラインの精密な線角を削ってしまうおそれがあるため，注意が必要である（図2）.

②**印象採得における歯肉圧排**

印象採得における歯肉圧排について解説する前提として，支台歯形成時に歯肉圧排をしてフィニッシュラインを設定した状況に対して印象採得時の歯肉圧排が対応している必要があるため，支台歯形成時と印象採得時の両方において歯肉圧排を解説していく.

支台歯形成時の歯肉圧排は歯肉溝の底部から圧排糸の太さを利用してフィニッシュラインの設定位置を決定することと，形成時に歯肉を損傷させないこととを目的として行う．古くは生物学的幅径（biologic width）といわれ，現在では骨縁上組織付着（supracrestal tissue attachment）といわれる歯周組織の構造に対して，フィニッシュラインの設定位置は上皮性付着を侵害しない歯肉溝の範囲内に設定する必要がある（図3）.

しかし，歯肉溝は全周において一定の深さではなく，唇側の中央部は浅く歯肉の厚い上顎の口蓋側や歯間乳頭部はやや深くなる傾向にある．これは，隣接面と唇側面の骨縁のスキャロップ（高低差）と歯肉のスキャロップでは約2～3mmの違いがあるのに対して，上皮性付着と結合組織性付着は一定で，大まかにそれぞれ1mm程度となっている（図4）.

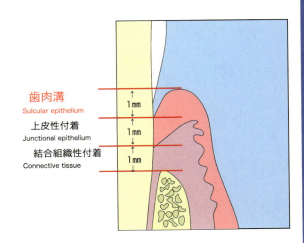

図3 骨縁上組織付着の模式図.

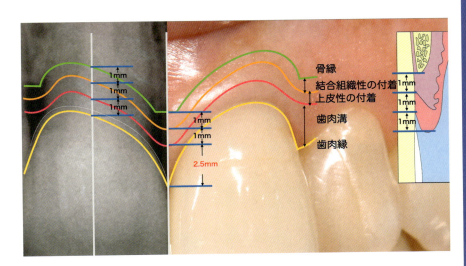

図4 部位による歯肉溝の深さの違い.

これらのことを考慮すると，圧排糸は1周挿入するだけでは不十分で，歯肉溝の深さに応じて挿入する量を部位ごとに調整する必要がある．とくに，唇側は歯槽部より歯根が唇側に張り出している場合スキャロップの高低差が大きく，歯肉が薄くなる傾向にあるため，挿入する圧排糸の太さや本数に限界がある．

③圧排糸の挿入方法

具体的な圧排糸の挿入方法は，糸の種類（撚り糸，編み糸）にかかわらず，歯を上から見て時計回りに挿入していくと糸がほどけにくいため，時計回りに挿入していくのが基本となる．隣接面の歯間乳頭部からスタートして，舌側を経由し，反対側の歯間乳頭部，最後にスタートした歯間乳頭部に戻って1周となる．

全周の歯肉溝の深さに差がない歯や，歯肉溝が浅い歯の場合，歯周外科手術後の歯肉の成熟が不十分な場合等はここまでとする（図5）．

健全な歯周組織の場合は，さらに舌側を経由して反対側の歯間乳頭部まで1周半挿入すると，歯肉溝の解剖学的な深さに追従しやすくなる．このような圧排糸の使い方で，歯肉溝からの距離と歯肉縁からの距離を総合的に判断し，フィニッシュラインの位置を厳密に設定していくのが支台歯形成時の歯肉圧排になる（図6）．

このような支台歯形成がされている前提で，印象採得時の歯肉圧排を考えていく必要がある．印象採得時の歯肉圧排はフィニッシュラインからさらに根尖側の歯根面を明示する必要がある．フィニッシュラインとは，形成面と歯根面との線角に相当するため，歯根面の一部が印象面に再現されている必要がある．そのため，歯根面に触れている歯肉を外側に排除して印象材を流し込む際にスペースを設ける必要がある．

また，歯肉溝滲出液や出血をブロックし，乾燥状態を維持する必要がある．この2つの目的を達成するには二重圧排（ダブルコードテクニック）が必要となる．

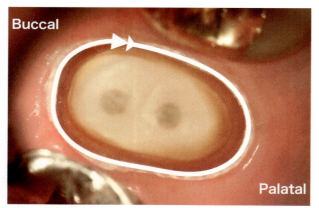

図5 歯肉溝が浅い場合のフィニッシュライン形成時の歯肉圧排．

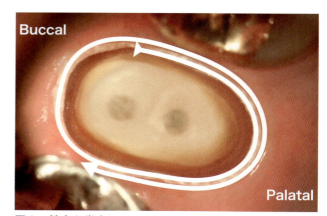

図6 健全な歯肉におけるフィニッシュライン形成時の歯肉圧排．

④ダブルコードテクニック

フィニッシュラインを形成しているときは、圧排糸の上面に沿って形成していくことになり（図7）、糸の上面に向かって歯肉が被さってくるため、印象採得をするにはフィニッシュラインのすぐ横のスペースが少なくなり、印象材が流れ込みにくく撤去時にちぎれやすい．

印象採得のための効果的な歯肉圧排は、フィニッシュラインのすぐ横にしっかりとスペースを設けることであるため、支台歯形成に使用した圧排糸よりも半分程度の細い糸を一次圧排糸として1周挿入して、その上から形成時に用いた圧排糸を形成時と同じ状態に挿入すると、圧排糸断面の直径に相当する部分がフィニッシュラインの真横に位置することになる．

印象材を流し込む際は二次圧排糸を除去し、一次圧排糸を残したまま行うことで、スペース確保と滲出液、血液をブロックすることができる（図8）．これにより、形成面と歯肉縁下のフィニッシュライン

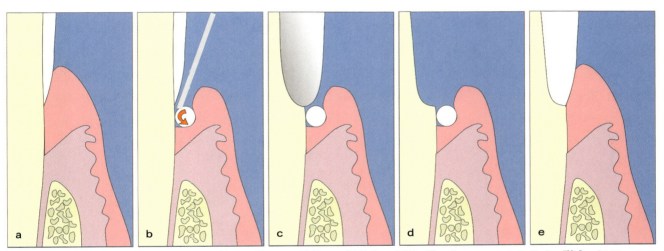

図7 a～e　a：支台歯形成前の状態．b：圧排糸を挿入した状態．c：圧排糸の上面に沿ったフィニッシュライン形成．d：フィニッシュライン形成後の状態．e：プロビジョナルクラウンを装着した状態．

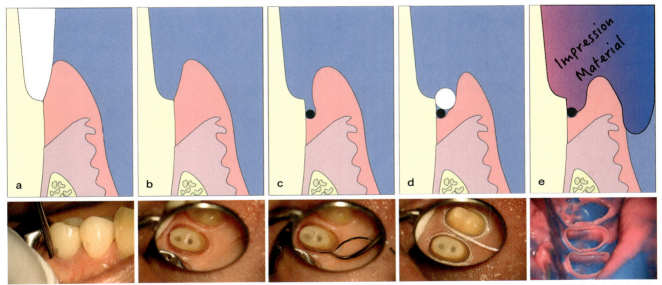

図8 a～e　a：プロビジョナルクラウンを装着した状態．b：プロビジョナルクラウンを外した状態．c：一次圧排糸を挿入した状態．d：二次圧排糸を挿入した状態．e：二次圧排糸を外して印象した状態．

および歯肉縁下の歯根面の印象採得が可能となる．

歯肉溝が浅い場合は一次圧排を1周行い，頬側以外に2次圧排を行う場合もあるし（図9），一般的な歯周組織の場合は一次圧排と二次圧排をそれぞれ1周ずつ行うこともある（図10）．このような印象採得の方法でマイクロスコープが必要になるのは，圧排糸を挿入しているときのみで，印象材を流し込んだり，トレーを挿入したりする際にはマイクロスコープを使用しないほうがやりやすい．

歯肉圧排時に歯肉の状態を細かく確認し，挿入方向を的確に判断する必要がある．とくに，歯肉縁下にカントゥアがあって，歯の長軸に対してアンダーカット方向に挿入しなければいけない部位に垂直に押し込もうとしても，歯肉を損傷するだけで圧排糸は入っていってくれない（図11）．

精密に圧排糸を挿入することが印象採得でもっとも重要な条件となる．印象採得後のエラーを確認せずに技工所に依頼をして，後から差し戻されると患者の来院回数が増えてしまうことも考慮しなくてはならない．印象採得直後にマイクロスコープで印象面の確認をしっかりと行うことも重要であると考える（図12）．

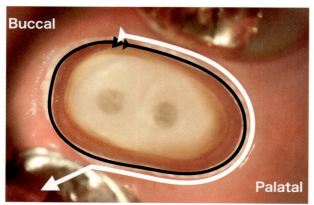

図9　歯肉溝が浅い場合の二重圧排．

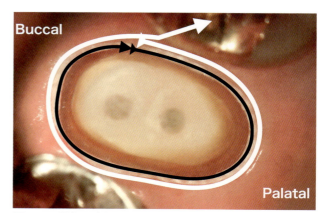

図10　一般的な歯周組織の場合の二重圧排．

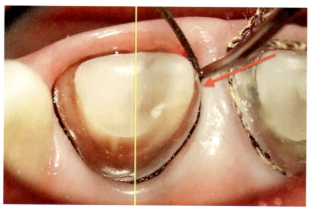

図11　歯の長軸に対してアンダーカット方向に圧排糸を挿入している状態．

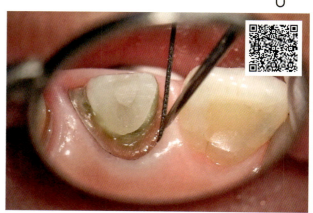

図12　動画①．

2．咬合採得

　咬合採得とは，上下顎の位置を三次元的に咬合器に再現することで，そのためにバイトレコードを採得することである．バイトレコードに使用する材料は，ワックスやシリコーン印象材，そして即時重合レジンなどであり，古くは石膏や酸化亜鉛ユージノールペースト等が用いられてきた．

　補綴治療における咬合採得は通常1回で完了するものではなく，治療の過程で適時採得して最終補綴装置の完成に至るものである．咬合採得は，初診時に行うことも治療中に行うこともあり，最終補綴装置を製作するために行うものである．

　おもに咬合採得は，咬頭嵌合位で採得する方法と，顆頭位（中心位）で採得する方法の2種類に分けられる．前者をクローズドバイトレコード，マッシュバイト，後者をオープンバイトレコード，セントリックバイトと一般的に区別されている．筆者を含め多くの歯科医師は補綴治療にあたって，診断的咬合採得としてオープンバイトによる咬合採得を行うが，補綴装置製作にあたっての咬合採得はクローズドバイトレコードで行っているのではないだろうか．

　顆頭位を基準とする中心位（centric relation）は，補綴学的にはドグマとも思われ，不変のものであるとされながら米国補綴学会用語集でも，その表現は1994年の第6版（GPT-6）から2005年の第8版（GPT-8）まで7つの定義が記載されていた．中心位は，咬合のリハビリテーションにおいてもっとも基本的で重要な下顎位であり概念であるが，長期間にわたって統一されていなかったということになる．GPT-9（2017）にようやく統一され，中心位の定義が23年ぶりに変更された[1]（図1）．

　しかし，この下顎の位置はあくまで基準位であり，補綴装置の製作は習慣性の咬合位で製作するべきである．その咬合位を確立するためには，プロビジョナルレストレーションの調整が必須であり，確立された生理的顆頭位を変化させることなく最終補綴装置にトランスファーすることが求められる．

　このようなプロビジョナルレストレーションを用いた咬合採得法はクロスマウントテクニックといわれ，補綴装置の製作に用いられている．この際の咬合採得には，マイクロスコープを応用した精密性が効果を発揮すると考えている．

①クロスマウントテクニックによる咬合採得の手順

　筆者が行っているマイクロスコープを応用したクロスマウントテクニックによる咬合採得の手順を示す．

1）支台歯の最終形成が終了した時点で，プロビジョナルレストレーションを装着して，形態・機能・審美性・咬合環境の調和を確認する．

2）患者が納得し，術者がタッピングや側方運動のチェックを行い，顎口腔機能に問題がないかを確認する．

・歯の接触とは独立した下顎の位置的関係
・下顎頭は前上方に位置し，関節隆起の後方斜面と対向する
・下顎頭は回転運動を行う
・生理的に緊張のないこの位置から垂直的，側方的あるいは前後的な運動が可能である
・この下顎位は臨床的に有用で，再現性のある基準位である

図1　GPT-9（2017）による中心位の定義．参考文献1より改変・引用．

4章　マイクロスコープ下の補綴処置の各ステップの実際

②プロビジョナルレストレーションをもとに咬合印象用トレーを用いて咬合採得をする方法
（図2〜12）

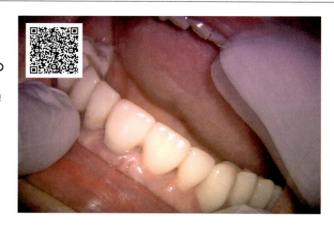

図2　動画①．プロビジョナルレストレーションを装着した状態で，咬合印象トレーを用いてパテタイプのシリコーン印象材で一次印象を採得する．この際，プロビジョナルレストレーションがしっかりと咬合していることが必要である．パテタイプが硬化した時点で，シリコーンバイト材を唇側部から注入して，上下顎の唇側面の印象を採得する．

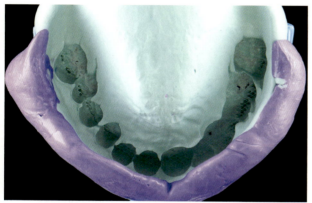

図3　咬合印象用トレーを応用して採得したシリコーンバイトインデックス．

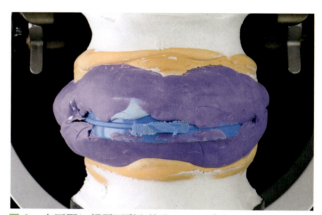

図4　上下顎に超硬石膏を注入して，咬合器にマウンティングストーンを用いて付着する．

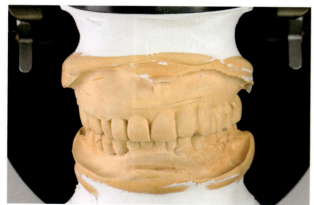

図5　上下の付着が終了したところ．

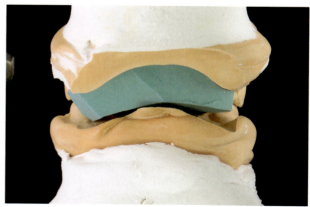

図6　咬合器上でラボシリコーンを用いて，顎堤間の咬合記録を採得する．

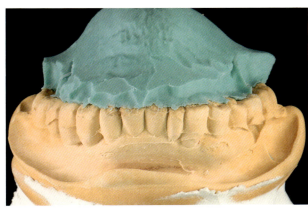

図7 製作したシリコーンインデックス．このインデックスを用いて作業模型の付着操作を行う．

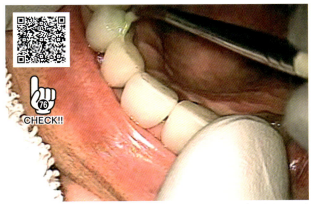

図9 動画②．口腔内で，FIXPEED（ジーシー）を用いて咬合接触点や形態の修正チェックを行う．その後，アンテリアガイダンスの調整を行い，インデックスを採得する．

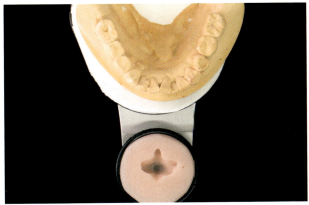

図11 口腔内で採得されたアンテリアガイダンスは咬合器のインサイザルガイドテーブルに記録され，スキャンによって記録するとともに，完成した補綴装置の調整の際に参考になる．

図12a, b 完成した補綴装置の咬合面観および唇側面．インプラントの補綴装置を含めて無調整での口腔内装着が可能であった．

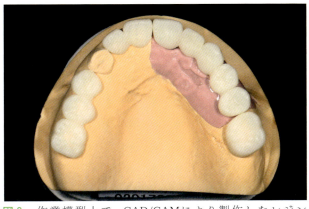

図8 作業模型上で，CAD/CAMにより製作したレジンキャップ．これを最終補綴装置のダミーとして口腔内で試適・調整を行う．

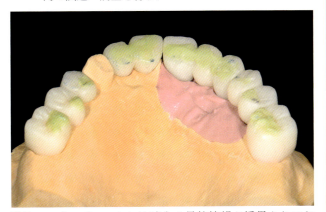

図10 レジンブロックには咬合の最終情報が採得されており，この情報を再度スキャンしてデータの修正を行い，最終補綴装置を製作する．

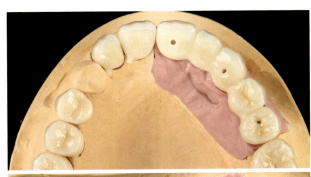

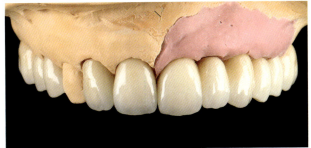

③プロビジョナルレストレーションをもとにブロックごとに咬合採得をする方法（図13）

　最終印象を採得する前に，安定している咬合関係におけるプロビジョナルレストレーションを部分ごとに除去して，シリコーンバイトにてマッシュバイトを採得する．この際，採得するマッシュバイトは欠損部のみとして，プロビジョナルレストレーションが接触している部位は採得しないようにする．

　筆者は，咬合採得において，歯の咬合面にバイト材を介在して閉口させることは行わない．これは，バランスボールをイメージしてもらえると理解しやすいかと思われるが，歯の接触面にバイト材が介在して閉口することはバランスを保つことが困難であると考えているからである．そのため，プロビジョナルレストレーションを除去した直後に，静かに閉口させ，マイクロスコープを用いて残存歯の咬合接触状態を側方より確認しながらシリコーンバイト材を静かに注入するようにしている．

　補綴部位が多数歯にわたる際には，順次シリコーンバイト材によるマッシュバイトを採得して，各部位ごとのシリコーンバイト材を口腔内で連結していく．シリコーンバイト材は表面が乾燥していれば積層による追加が可能である．硬化後のシリコーンバイトをトリミングして，口腔内で開閉口時のずれがないことをマイクロスコープで確認する．ずれが生じた部位は，再度シリコーンバイト材を添加して固定を行う．

　すべての部位のマッシュバイトが採得できた時点で，最終印象を採得する操作に移行する．マッシュバイトでの咬合採得はすばやく行う必要がある．これは，プロビジョナルレストレーションで確立された上下顎咬合関係は，プロビジョナルレストレーションを除去してもわずかな間は習慣性の維持が保たれていると考えられ，顎位の変位は少ないと考えているためである．そのため，除去後に咬合採得に時間がかかる場合は，除去したプロビジョナルレストレーションを戻して咬合保持を繰り返しながら咬合採得を行うようにしている．

参考文献
1．古谷野潔．中心位の定義が23年ぶりに変更．the Quintessence.2017；36(12)：47-9.

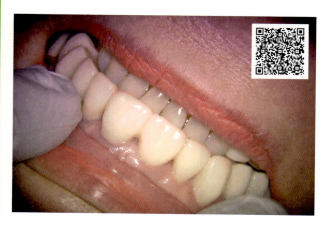

CHECK!!

図13　動画③．

3. プロビジョナルクラウンの製作

クラウン修復におけるプロビジョナルレストレーションはとても重要な役割を担っている．テンポラリークラウン(TEC)と同義語として扱われることもあるが，テンポラリークラウンは支台歯形成してからクラウンが装着されるまでの間，暫間的に用いられる仮の歯という意味合いが強い．

これに対してプロビジョナルレストレーションは，歯周組織の改善や咬合関係の改善，審美性の改善などの要素を含み，最終修復物の形態を模索し反映させるという意味合いが強い修復物であり，そのなかでクラウン形態のものがプロビジョナルクラウンといわれている．

支台歯形成におけるフィニッシュラインを精密に設定し，極めて適合精度の高いプロビジョナルクラウンを装着することにより，その後の印象採得の際にも最終修復物の装着の際にも，出血しない引き締まった歯周組織となっていることがとても重要であり，これを達成するためにはマイクロスコープが必要であると考えている．

ここで着目すべき点はマージン部の適合精度であり，その具体的な手技を解説していく．

①ティッシュペーパーを用いて練和

まず，プロビジョナルクラウンの適合精度を向上させるための前提として，適切に歯肉圧排された状態で支台歯形成されている必要がある．

前歯の場合はTEC用の既製冠を調整して用いるが，臼歯の場合は常温重合レジンを練って団子状にして概形を整える．一般的にはラバーカップとスパチュラで練和するが，混液比のコントロールが難しく，気泡が混入しやすいため，ティッシュペーパーを用いて練和する方法を推奨する．

ティッシュペーパーにレジンの粉を必要量とり，その上からレジン液を滴下させて，全体が濡れた状態になったら折りたたむようにして練和していく．この方法では余分なレジン液はティッシュペーパーに吸い取られ，つねに適正な混液比になり，折りたたむように練和することで気泡の混入はない．

②ゴム状になったら一発で撤去

支台歯にワセリンを塗布した状態でレジンを圧接し，頰舌側の幅を整え，咬合させる．ゴム状になったら，トリミングしてなくなる部分に探針を刺して変形させないように撤去する（図1）．

概形を整えて撤去用のノッチを付与し，内面を少し削除し，抵抗なく着脱できるように調整する．筆積み法で内面にレジンを填入し，エアーでモノマーを揮発させて少し艶がなくなったタイミングで支台歯に圧接し，外側のレジンを馴染ませる．レジンがゴム状になったらすばやく撤去する（図2）．

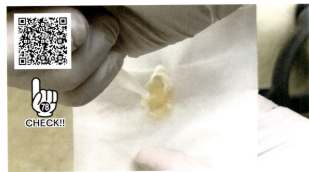

図1　動画①．ティッシュペーパーを用いたレジンの練和と支台歯への圧接．

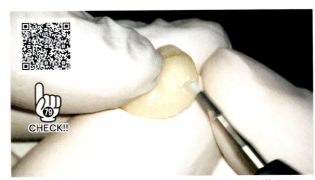

図2　動画②．リマージンのためのウォッシュと撤去．

一般的な方法では，撤去困難にならないように未硬化の状態で何度か着脱する方法が推奨されているが，内面の適合があまくなり，マージン部の形態も荒れて正確にトリミングすることができなくなる．そのため，ゴム状になるまで動かさずに待って，一発で撤去することが重要である．

確実に撤去するためにノッチをあらかじめ付与しておくことにより，マージン部に器具を引っ掛けることもないので，マージン部分を変形させることもない．鼓形空隙のアンダーカット部のレジンはゴム状のため変形しながら撤去できるが，すでに硬化したマージンよりも外側の部分であるため，適合精度に影響はない．

このような方法でウォッシュされたプロビジョナルクラウンのマージン部（図3）は，適切な印象採得が行われたときと同一の形態になっており（図4），マージン，歯根面，圧排糸の形態が転写された状態となる（図5）．歯根面の形態と圧排糸の形態が転写された部位をトリミングすることにより，マージン部を適合させることができる（図6）．

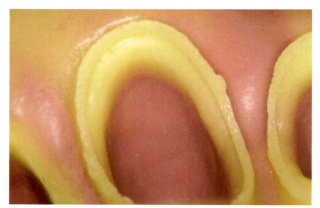

図3　適正に採得されたシリコーンラバー印象．

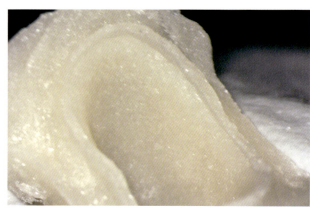

図4　適切にウォッシュされたプロビジョナルクラウン．

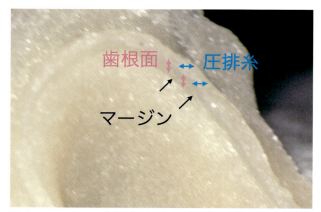

図5　マージン，歯根面，圧排糸の形態が転写された状態．

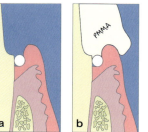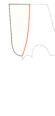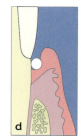

図6 a〜d　リマージンの手順とトリミングの範囲．a：支台歯形成．b：ウォッシュした状態．c：マージン部のトリミング．d：プロビジョナルクラウンの完成．

③マージン部を鉛筆でマーキングしない

　肉眼レベルではマージン部をトリミングする際によく見えないため，鉛筆でマーキングすることもあるようだが，適合精度に悪影響があるためマーキングしないほうがよい．鉛筆でマーキングした線はいくら細く描いたとしても，現実には太さが存在することになる．その線の内側なのか，外側なのか，中央なのか判断できなくなるため，そのすべてが誤差になってしまう．

　適切に転写された線角には太さが存在しないため，マイクロスコープを用いてトリミングしていく際は，面と面の変曲点である線角が明瞭に見えるようにマイクロスコープの照明で一面には光が当たり，もう一面には影ができるように位置付けてコントラストを作り，目の細かいカーバイドバーでトリミングしていく．

　バリが内側に倒れて透けて見えるくらいまで削り，バーの回転を止めて，バリを外側に倒してもぎ取るように除去していく．バリが飛んでしまうところまで削り込むとアンダーになってしまうため注意が必要である（図7）．

　仕上がったプロビジョナルクラウン（図8）と適合状態（図9）からマイクロスコープを使用することの優位性は明らかであると考える．

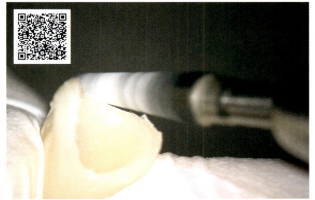

図7　動画③．ウォッシュ後のトリミング．

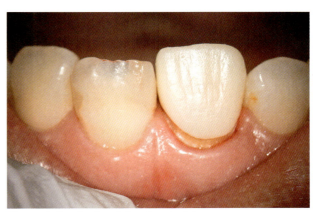

図8　完成したプロビジョナルクラウン．

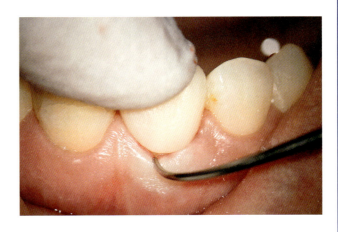

図9　プロビジョナルクラウンの適合状態．

はじめての顕微鏡

マイクロスコープが「見える」「使える」ようになる本

三橋 純／寺内吉継 著

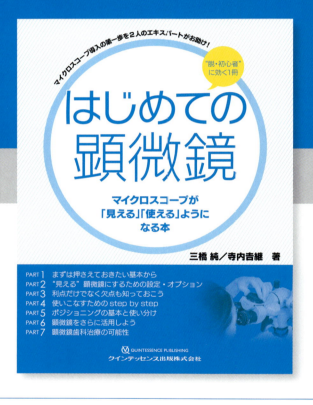

最初の1冊はこれ！

「これからマイクロスコープを導入したい」「導入したけれどうまく使えていない」——そんな先生方に贈る1冊．三橋　純氏，寺内吉継氏の2人のエキスパートが顕微鏡歯科治療への第一歩をサポートします．

実際に臨床で使う前の"見える"顕微鏡にするための設定やトレーニング，ポジショニングの基本などをstep by stepで解説．より便利に使うためのノウハウやインスツルメントの情報も！

"脱・初心者"に効く1冊

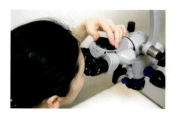 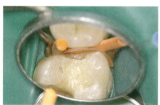 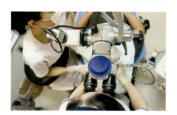 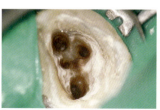

●サイズ:A4判変型　●112ページ　●定価7,700円（本体7,000円+税10%）

クインテッセンス出版株式会社
〒113-0033　東京都文京区本郷3丁目2番6号　クイントハウスビル

CHAPTER 5

患者への説明を生かした
補綴処置

5章 患者への説明を生かした補綴処置

1. マイクロスコープとIOSを活用した患者説明

はじめに

筆者は，患者説明にintraoral scanner（以下，IOS）を積極的に活用している．また，その情報をラボサイドと共有して補綴装置の設計に利用し，効率的で無駄や無理のない診療を提供している（図1～13）．

①術前診断とカウンセリング

写真や手鏡あるいは模型を使用した患者説明も必要であると思うが，IOSのスキャン画像を利用する最大の利点は，咬合した状態で口蓋（舌側）方向からの画像を拡大させて説明できる点である．これは，他ではできない三次元的な状態で情報を提供し，患者の理解を深め，術者の考えをスムーズかつ簡単に伝えることができる．

また，術前の咬合接触点がわかり，形成量や形成ラインの設定にも利用できる．マイクロスコープでの静止画像，動画と合わせることで，高精度，低侵襲，短時間で安全な治療が可能となり，補綴装置の形態や材質の決定にも用いることができる．

②プロビジョナルレストレーションと本印象

事前にスキャンしたデータでプロビジョナルレストレーションを製作し，咬合関係も事前に採得できるため，形成時のプロビジョナルレストレーションの仮着時のチェアタイムを大幅に短縮できる．

また，精密印象も，事前に取得しておいたデータをトリミングすることで，最小限の介入で可能であり，アナログで発生していた気泡などのテクニカルエラーがなくなる．石膏注入や印象材の撤去，トレーの洗浄・滅菌作業，梱包，送付の業務がなくなるだけでなく，印象面に付着した血液や唾液の移動がなくなり，感染リスクの軽減にもつながる．

③シェードテイキングと形態の決定

「前のものとなんとなく違う」「しっくりこない」など，こちらが説明し，同意を得て，最善のものを装着したにもかかわらずである．スキャンデータがあれば，以前のものをミラーリングし製作することができる．またその形態で起こったエラーについて事前に説明し，同意を得ることで，主観的な曖昧さに対して客観的に対処でき，無駄な議論をせず術者のストレスが減る．

④データの保存・共有

マイクロスコープによる拡大明示野での画像（動画）と同様に，IOSでのスキャンデータは保存・共有ができる．

口腔内の経時的な変化を詳細に記録し，瞬時に共有できることは，臨床家にとって何ものにも代え難い利点である．

おわりに

マイクロスコープ下で精密な形成をすることで，精度の高い補綴装置を製作できる．精密な形成であるからこそ，IOSを使用してスキャニングを行い，ミリングによる精度の高い補綴装置の製作が可能となる．

マイクロスコープとIOSは，筆者の臨床にとって両輪であり，どちらが欠けても成立しない．両方使うことによって短時間で術者，患者双方にとってストレスのない治療が可能となる．また，保存データをもとにカウンセリングや設計，あるいは教育や自身の復習にも活用できる．

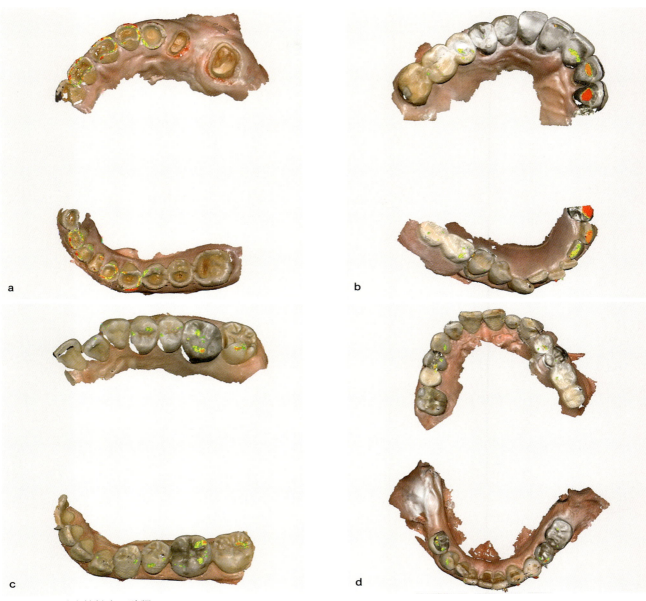

図1 a〜d 咬合接触点の確認．

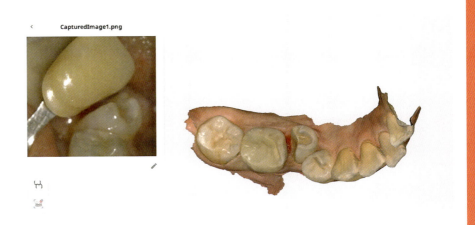

図2 シェードテイキング．

CHAPTER 5 患者への説明を生かした補綴処置

5章　患者への説明を生かした補綴処置

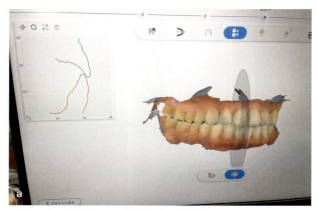
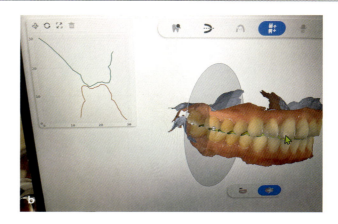

図3 a, d　矢状面. a：前歯, b：臼歯.

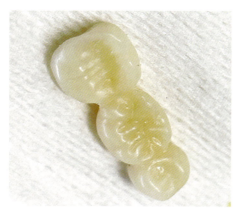

図4　形成前にスキャンしたデータで製作したプロビジョナルレストレーション.

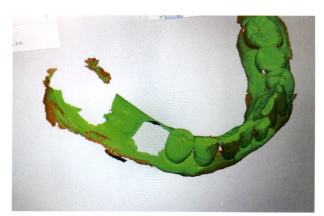

図5　支台歯部位のトリミング.

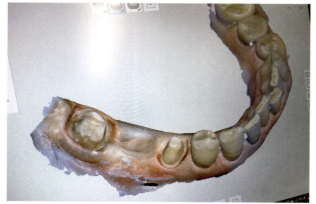

図6　支台歯のみスキャン.

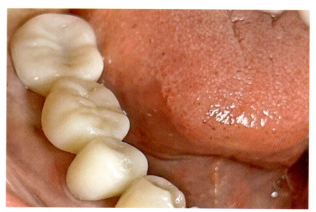

図7　プロビジョナルレストレーション仮着時.

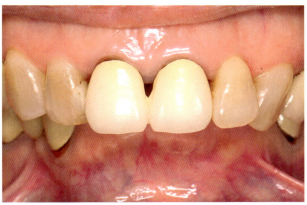
図8 術前．

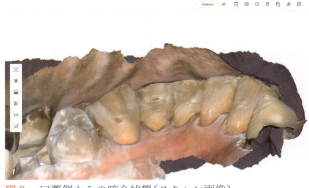
図9 口蓋側からの咬合状態（スキャン画像）．

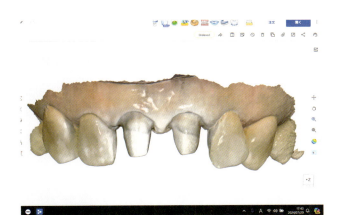
図10 形成後（スキャン画像）．

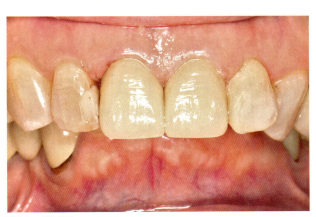
図11 術直後．

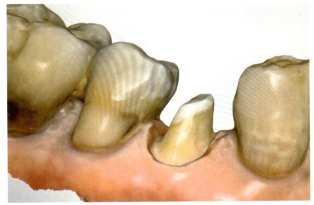
図12 形成時（スキャン画像）．

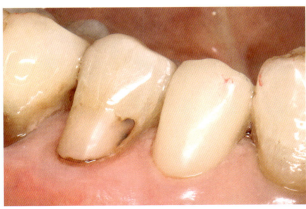
図13 装着時．

2. 動画撮影における左右の目の使い分け

はじめに

マイクロスコープを用いた動画や静止画の撮影は，患者説明や術者の反省，日本顕微鏡歯科学会の認定医取得などさまざまな目的で必要となる．しかし，撮影目的に応じて着目点が異なるため，目的に応じて撮影時の目の使い方を考えていく必要がある．

①利き目とカメラの搭載位置

マイクロスコープに搭載されたカメラは術者の視野をそのまま映像として記録できるが，右目か左目のどちらか一方にしか搭載されていない（3D映像の場合は両目にカメラを搭載する）．平面的なものを見ている場合はとくに問題ないが，入口が小さく奥行きのあるものを見たときには，両目で見ているつもりでも実際は片目しか見えていないことになる．

左右の目の距離（瞳孔間距離）と，見ているものまでの作業距離（working distance）の関係により，奥行きのあるものを見たときには右目と左目は別々の像となり，それぞれの像が脳内で合成され立体として認識している．

わかりやすい例としては，根管口から根尖孔まで両目で見ることは基本的に難しく，主に見ている目と補助的に見ている目を使い分ける必要がある（図1，2）．本来，右目が利き目の人は，マイクロスコープの右側にカメラを搭載すると感覚的に見ている像と，撮影した像に相違はない（図1）．

しかし，右目でハッキリ見えていてもカメラが左側に搭載されている場合は，撮影した像と感覚的に見ている像とは大きく異なる（図2）．そのため，患者説明のための撮影であれば説明内容に応じて，症例発表のための撮影であれば発表内容に応じて，主に使う目と搭載したカメラの関係を考慮した撮影が望ましいと考える．

②クラウン修復時の注意点

根管治療であれば，利き目側にカメラが搭載されていれば問題ないが，クラウン修復においては，近心の隣接面と遠心の隣接面で主に使う目を使い分ける必要性が生じてくるため，意図的に使い分ける訓練が必要になってくる．前歯部は隣接面形成時の奥行きが小さく，口唇の影響がないため，利き目で見ても影響が少ないが，後方歯にいくに従って口唇や口角を排除したわずかな隙間から見ることになり，

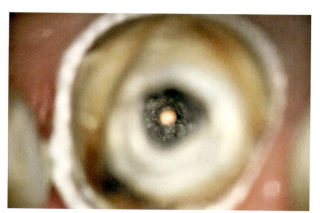

図1　右目で見て，右にカメラを搭載した場合の根管内．

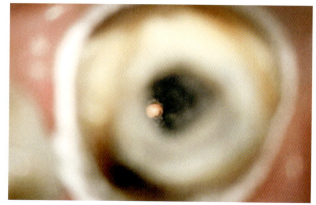

図2　右目で見て，左にカメラを搭載した場合の根管内．

隣接面の奥行きが深くなる．そのため，遠心面を形成する際には遠心面側に近い目を主にして（図3），左右の歯で使う目を切り替えると確実に見える使い方になる．

これに対して，逆の目の使い方をすると，口角にふさがれて片目がまったく見えていない状態となり，立体視ができていない状態となる（図4）．映像撮影することを目的とするなら，カメラが搭載されている側の目を主にすることで映像の完成度が上がるため，目的に応じて主に使う目を切り替えるとよい．

筆者はこれを"switch eyes"と呼び，意識的に行うようにしている．意識して利き目を変えられない人は，右目を主に使いたいときはわずかに右側を前に，左目を主に使いたいときは左側を少し前にするつもりでマイクロスコープを覗くとやりやすいと感じている．

大臼歯部の隣接面の形成において，両目で細部まで確実に見ることは不可能であり，左右の視野を同時に撮影した映像を比較するとその違いがよくわかる．下顎左側大臼歯の近心面を直視で形成する際に，右目を主とした視野で形成していくと，頰側から舌側に向かうに従って奥行きが増し，両目で同時に見えなくなってしまう．低倍率から高倍率になるに従って，この違いが大きく感じることになる．

隣在歯の誤切削を防止するためには，隣在歯とバーとの間に隙間が存在していることを確認しなが

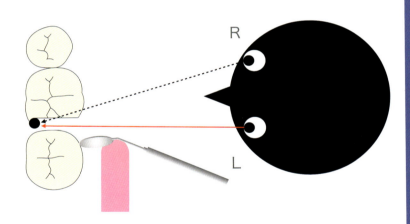

図3　左目を主とした下顎右側大臼歯遠心面の形成時の模式図．

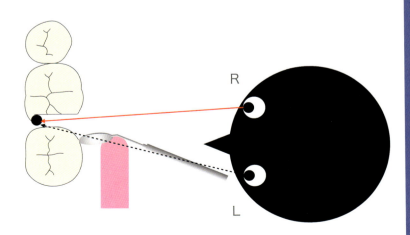

図4　右目を主とした下顎右側大臼歯遠心面の形成時の模式図．

ら削る必要があり，支台歯の形成面とバーの接触を確認しながら形成面の状態を確認し，フィニッシュラインと形成軸も同時に把握して形成していく．主たる右目ではつねにこれらのものが見えているのに対して，従たる左目においては隣在歯と接触しているように見えたり，形成面にバーが食い込んでいるように見えたりするため，左右の目を意識的に使い分けることがマイクロスコープで見ることのコツといえる（図5）．

おわりに

マイクロスコープで撮影した映像はとても有意義な視覚素材であり，マイクロスコープ以外で術者の視野をそのまま映像として記録することは不可能であるため，あらゆる場面で活用できる．近年では，カメラの性能が向上し，映像のクオリティが高いため，目の使い方による撮影内容の違いや，治療のプロセスや完成度の違いなどがはっきりと見えてくる．患者説明に映像を使用するのであれば，映像の完成度にこだわらないと逆効果になることにも気を付ける必要があると考える．

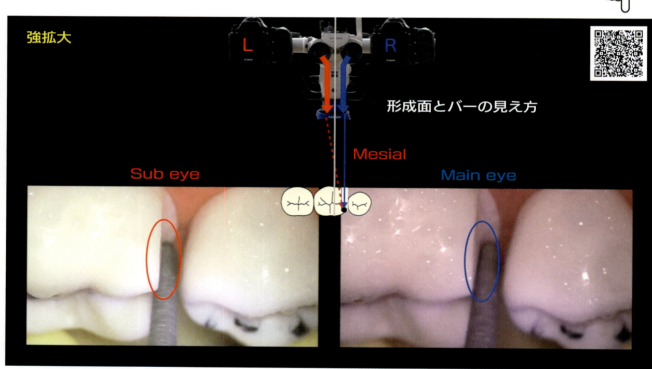

図5　動画．下顎左側大臼歯近心面を直視で形成する際の左右の視野の違い．

3. 患者の説明にマイクロスコープを生かした補綴処置

はじめに

マイクロスコープを用いた歯科治療の特徴の1つに，治療の様子を映像として記録できることがあるが，本項では補綴処置において治療映像を用いて患者へ説明する際のポイントを解説する．

実際の臨床では，動画を用いて患者に口頭で説明するが，そのポイントを誌上で静止画と文字で解説することには限界があることをご了解いただきたい．

補綴処置にマイクロスコープを用いる有用性は，審美ではなく，拡大視による精密性の向上である．結果として審美性も向上するのだが，それは付随的なことであり，正確性，精密性が向上する点に主眼を置いて患者説明する．

すべての説明において，すべての処置がマイクロスコープを用いることで成り立っていることを強調することが共通するポイントである．

①．診療の場面に応じた説明のポイント

a．支台歯形成前の説明のポイント

・摩耗

補綴処置が必要になる原因の大きなものとして，歯の摩耗がある．エナメル質の欠損はさらなる象牙質，周囲エナメル質の欠損，咬合の低下を招く．しかし，自発痛をともなわないことが多いため，患者にはその自覚が乏しく，補綴処置の必要性に気付きにくい．

そこで，摩耗の実態と補綴処置の必要性をマイクロスコープの映像を通して患者に知らしめて，治療の同意へとつなげる（図1）．

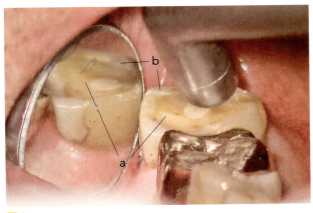

図1

＜患者への説明の例＞

「a」の部分は象牙質が露出している部分です．ご存じのように，本来の歯は「b」のようなエナメル質という人間の組織の中でもっとも硬い組織で覆われています．ところが噛み合わせの関係や食いしばり，食べ物の影響などで摩耗してしまうと，中に隠されていた象牙質が露出してしまうことがあります．たとえて言うと，エナメル質は皮膚であり，象牙質は筋肉や骨に相当します．筋肉や骨が常に露出しているのがよくない状態であることはおわかりいただけると思います．これが続くと，露出している象牙質はさらに削れてしまい，周囲に残っているエナメル質は象牙質という支えを失って欠け，さらに象牙質を失うという悪循環に陥ります．

そこで，露出した象牙質をコンポジットレジンという樹脂で覆うか，範囲の大きい場合には補綴処置が必要になります．

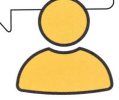

5章 患者への説明を生かした補綴処置

・歯の破折線

咬合痛や冷水痛を訴える場合も多いが，無症状であっても歯の破折が生じていることもある．う蝕とは異なり，穴が開いているわけではないので，患者に補綴処置の必要性を認識してもらうには治療映像による説明が不可欠である（図2）．

<患者への説明の例>

ここをご覧ください．線が見えると思います．これは破折線と呼ばれる線で，歯が割れはじめた兆候として生じる線です．現状はいまだ完全に割れてはいないので，エックス線写真やCTでもわかりませんが，マイクロスコープでの拡大視のみによって見つけることができました．このまま経過観察してしまうとさらに破折が進行してしまい，最悪の場合には抜歯にもつながることもありますので，早期に処置が必要です．

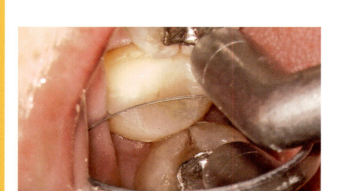

図2

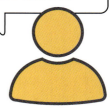

b．摩耗が進行し，残存歯質が少ない症例

歯ぎしりや咬合治療によりエナメル質が失われ，残存歯質が極端に少なくなると補綴処置が必要になる場合がある．この場合にも患者に自覚症状は乏しいので，マイクロスコープの映像を用いた説明により問題の重要性を伝える必要がある（図3）．

<患者への説明の例>

ご覧のように，下の前歯も上の前歯もすり減ってしまっていることがおわかりいただけると思います．むし歯ではないのですが，すり減ってしまった歯を守るために冠を被せるか，樹脂でカバーしたいのです．しかし，このままでは隙間がないのでできません．隙間を確保するためには，全体的に咬み合わせの高さを増やすか，歯ぐきを短くする処置が必要になります．

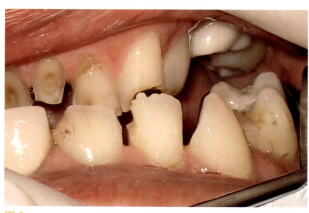

図3

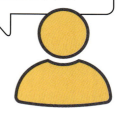

②支台歯形成中の説明のポイント

a. 隣在歯隣接面の保護に配慮した形成

　隣接面を形成する際に，隣在歯を誤切削する例が残念ながら多発している．誤切削により，エナメル質表面が粗造になってしまうとプラークが付着しやすくなり，新たなう蝕を惹起しやすい．マイクロスコープを用いた拡大視野下での支台歯形成では誤切削の発生を予防可能である．マイクロスコープを支台歯形成に用いる大きな理由の1つである．

　この点を患者に説明し，理解を得ることは支台歯形成を単なる"歯を削合する行為"から"歯を守るための医療行為"へと付加価値を加えることになることを強調しておく（図4）．

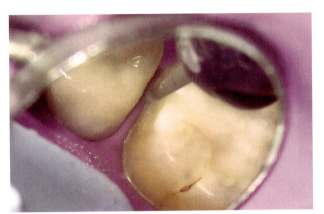

図4

＜患者への説明の例＞

　これは歯と歯の間を削っているところです．歯は隣どうしがくっついているので，「こちらだけ削って，隣の歯は削らない」ということがとても難しいのです．もし，誤って隣の歯を傷つけてしまうと，そこから新たなむし歯になりやすくなってしまいます．
　これを防ぐために，マイクロスコープを用いて拡大視しながら削っているので，ギリギリで隣の歯を傷つけずに削ることができました．

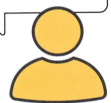

b. 補綴前処置の必要性について

　う蝕除去後の露出した象牙質に対するIDS（immediate dentin sealing）やVPT，再根管治療などが補綴処置前に必要になる場合も多い．これらの処置の必要性は患者からは理解されにくいので，マイクロスコープによる拡大視映像を用いた説明が重要である（図5）．

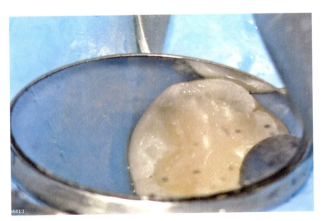

図5

＜患者への説明の例＞

　むし歯を染め出す薬を使って，むし歯を削り取ったところです．削り取った部分は象牙質が露出していますので，新たな汚染から守るために樹脂を用いてシーリングするのですが，象牙質とエナメル質の違いをマイクロスコープで見極めながら正確に行いました．

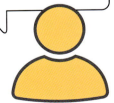

5章　患者への説明を生かした補綴処置

c. マージンをスムーズに仕上げることに配慮した形成

補綴処置において適合性のコントロールはあらゆる場面で重要であることは論を待たないが、スムーズなマージンラインに形成することはその出発点となる。とても重要な治療ステップであるが、患者からはわかりにくい。ここでもマイクロスコープによる拡大映像を供覧しながら説明を加える（図6）。

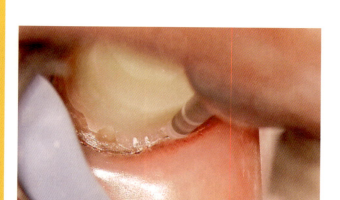
図6

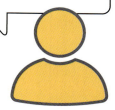

＜患者への説明の例＞

> 被せものを作るために，土台の形を整えました．被せものがなるべく土台の歯にピッタリしたほうがむし歯になりにくいのです．凸凹した土台と滑らかな土台とどちらがピッタリした被せものを作りやすいと思いますか？
> そうです，凸凹したものにピッタリさせるのは難しいですね．滑らかな土台のほうがピッタリした被せものを作りやすいのです．そのためにマイクロスコープを用いて，ご覧のように隅々まで滑らかになるように土台を仕上げました．

---

d. 歯肉圧排，印象採得

光学印象が主流になりつつあるが，エッジロスの問題も残っており，ここではシリコーン印象でのポイントを解説する．

・歯肉圧排

マージンが歯肉縁下の場合には，印象に先立って歯肉圧排が必要であることをポイントに説明する（図7）．

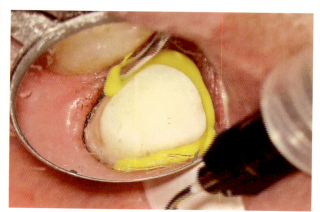
図7

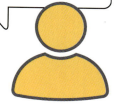

＜患者への説明の例＞

> 型を採る時にいちばん大事なことは，どこまでが歯で，どこからが歯ぐきなのかが，歯型で表現されていることです．普通の状態では歯ぐきは歯とくっついているのです．そのまま歯型を採ってしまうと，どこが歯でどこからが歯ぐきなのかがわからないので，できあがった冠は大まかには土台の歯に合っているのですが，隅々は合っていないものになってしまいます．
> そこで，歯と歯ぐきの境目をハッキリさせるために一時的に歯ぐきとの境目に細い糸を2本差し込みます．そして歯型を採る寸前に上の1本だけを外すと，わずか数十秒間だけですが歯ぐきが歯から離れてくれるのです．

・印象採得

　続いて，二次圧排糸を除去したことで拡大した歯肉溝を見ながら印象材を流し込む映像はマイクロスコープ下ならではなので，その臨場感をポイントに説明する（図8）．

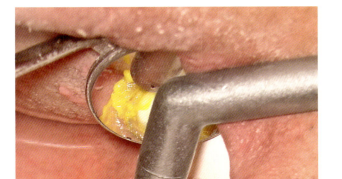

図8

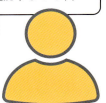

＜患者への説明の例＞

　その隙間にご覧のように歯型を採る材料を流し込みます．一見すると，これで流れ込んだように見えるかもしれませんが，風を吹きかけると流れていないところがあるのがわかります．それをマイクロスコープで見つけ出して，不足している材料を追加するのです．

・印象の確認

　硬化した印象内面をマイクロスコープにより拡大視し，形成限界まで印象内面に表現されていることを強調する（図9）．

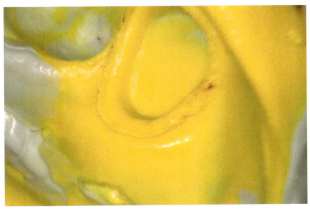

図9

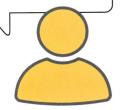

＜患者への説明の例＞

　これが歯型です．大切なことはかすかに見えるこの線です．これが歯と歯ぐきの境目の線なのです．これが採れていなければピッタリした冠ができないので，採れるまで何度でもやり直すのですが，一度でうまく採れたので冠の製作に入ります．

5章　患者への説明を生かした補綴処置

e. 補綴装置の適合性

適合性の確認はマイクロスコープを用いる最大のメリットでもあるので、その点を強調するように説明する（図10）.

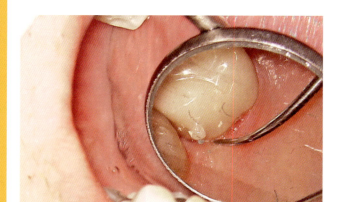

図10

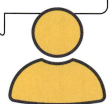

＜患者への説明の例＞

> できあがった冠を合わせてみたところです．ご覧のように，土台の歯と冠が段差なくピッタリとしていることが確認できました．この境目がピッタリしていることがとても大切です．これからは食べ物に気を付けて，手入れもしながら再びむし歯にならないように頑張りましょう．

---

f. セメントアウトの重要性

装着後のセメント除去は重要だが，とくに歯肉縁下のセメント除去はマイクロスコープの拡大視がなければ不可能と思われるほど重要なポイントである（図11）.

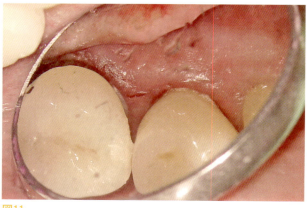

図11

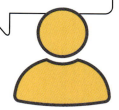

＜患者への説明の例＞

> 冠を装着する際にセメントを使うわけですが，隙間が生じないように溢れさせるのです．ところがその溢れ出たセメントが歯ぐきの中に残ってしまうと炎症の原因になります．セメントの色は歯と同じような色なので，残っているのかがわかりにくいのですが，マイクロスコープによりセメントの残りがあるかどうかがよくわかるのです．

おわりに

以上，患者への説明にマイクロスコープの映像を生かすポイントについて，具体例を挙げて解説した．

支台歯形成は，患者の立場からすれば"歯を削る"という，どちらかといえばマイナスのイメージをもたれやすい治療である．そこに，マイクロスコープを歯科治療に用いる意義である"精密性，正確性の向上"のために自分が注意して診査した点や，こだわって行った処置を素直かつ正直に解説することは，形成に新しい価値を与えることができる．情熱をもって解説してほしい．

4．映像記録装置を用いた患者説明

筆者は補綴処置に際して，マイクロスコープによる口腔内診査を動画で録画することと，エックス線検査を組み合わせて患者に説明をすることから始めている．

導入している動画記録装置は，MicroRecorder（メディア）である．治療前と治療後などの異なった動画を2画面での比較検討が可能で，また画面にマウスで描画することができ，静止画表示中に倍率を変化させて表示することも可能である（図1）．

①不適合補綴装置・修復物の検査

筆者が担当する補綴治療に際しては，その症例の多くが再治療である．口腔内に装着されている補綴装置や修復物等は，残念ながらほぼすべての症例で，マイクロスコープを用いた強拡大下の検査では辺縁の不適合やさまざまな問題点が明確になる．咬合痛を主訴とする患者の症例では，拡大画像から修復物の緩みを確認でき，修復物辺縁に探針を挿入することで除去することが可能であった（図2）．

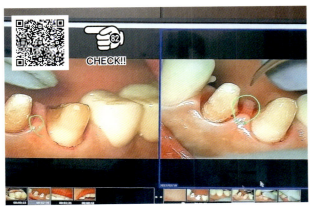

図1　動画①．上顎中切歯間乳頭の形態の変化を2画面で説明しているところ．

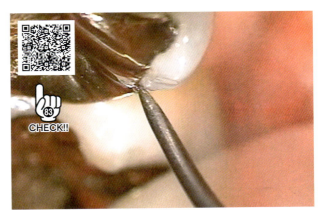

図2　動画②．左側の咬合痛を主訴に来院．マイクロスコープの拡大視野下で|6修復物の緩みを確認して，探針にて除去．歯面処理後に再装着をすることによって症状が消失．

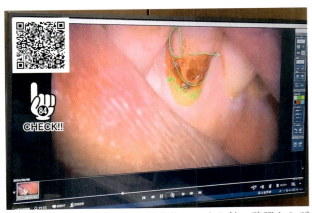

図3　動画③．充填された修復物の二次う蝕の確認ならびに歯の表面のヘアラインクラック等についての説明．

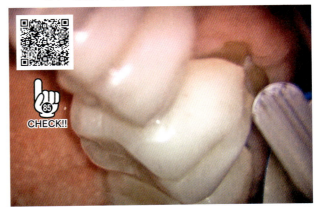

図4　動画④．装着後長期間経過した補綴装置の，歯の移動による辺縁隆線の不調和で生じた歯列不正に対する再治療の必要性の説明．

5章 患者への説明を生かした補綴処置

充填物の検査では，漏洩している辺縁の状態や根面の露出，そして二次う蝕を患者に確認させて治療の必要性を理解させることが可能である（図3）．補綴装置の検査では，辺縁隆線の不調和を確認することで，経年による歯の移動を患者に確認させ，その後の再治療を受容させることに効果的である（図4）．

②歯冠表面のチッピングやヘアラインクラック等の説明

咬合による歯質表面の変化を動画で見てもらうことで，歯の破折防止のための補綴処置の必要性を理解して，治療の受け入れを容易にすることが可能である（図5）．

③歯根破折の検査

根の垂直破折を生じた歯の抜歯に際して，破折線を明示することにより抜歯の必要性を患者に説明することが容易となる（図6）．

また，抜歯後の確認でその病態の説明が容易で患者の納得も得やすい（図7）．

以上のように，口腔内検査の状況を動画に録画して，問題点を説明することは，患者にとって斬新なことのようである．「初めて見た」という声がほとんどで，自身の口腔内の拡大画像を動画で確認することは，現在の問題点と治療に臨む意欲を確実なものにすると筆者は考えている．

口腔内写真等で説明するのと異なり，動画であるため，その情報量は数倍となり，患者の問題点への理解も容易となる．抜歯に際しての歯根破折の画像確認は，歯の保存を強く希望していた患者の抜歯処置を受け入れる最良の方法ともいえる．

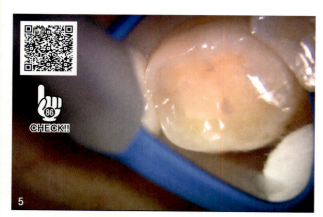

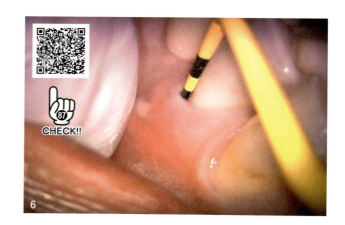

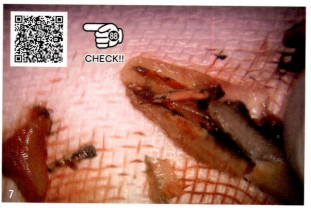

図5 動画⑤．右下の充填処置後の急性歯髄炎に対する処置として，補綴処置の選択を行った．咬合面や軸面エナメル質の深在性のクラックの確認．急性症状は補綴装置の形成を行い，プロビジョナルレストレーションを装着したことで消失した．

図6 動画⑥．装着後5年経過の|4 ジルコニアクラウンの歯根破折による瘻孔形成．根頬側中央で垂直的歯根破折を確認．深在性のポケットと一致することから保存不能と診断し抜歯を行った．

図7 動画⑦．抜歯後の破折の確認．根管内部の汚染も認められることから，慢性的な瘻孔形成であったことが理解できる．

マイクロスコープ新バイブル誕生！

- 抜歯にも！
- インプラント埋入にも！
- サイナスアプローチにも！
- 光学印象にも！
- インプラント補綴にも！
- 骨造成にも！
- 低侵襲外科にも！

著者：柴原清隆

　マイクロスコープが効果を発揮するのは何も歯内療法や歯周形成外科，支台歯形成に限ったことではない．本書では，抜歯やインプラント埋入，骨造成，サイナスアプローチ，トラブルシューティングといった場面でも応用可能であることを，多くの写真とともに解説．使用器具も紹介しており，マイクロスコープの拡大視野下でより安全で確実な治療を行い，さらなるレベルアップをめざす臨床家にとって格好のガイドブックといえる．

CONTENTS

Chapter 1	マイクロスコープ総論
Chapter 2	マイクロデンタルサージェリーの環境づくりと使用器具
Chapter 3	マイクロスコープ下の抜歯術
Chapter 4	マイクロスコープ下の口腔内科診療
Chapter 5	マイクロスコープ下のインプラント埋入術
Chapter 6	マイクロスコープ下の骨造成
Chapter 7	マイクロスコープ下のサイナスアプローチ
Chapter 8	マイクロスコープ下のインプラント補綴とトラブルシューティング
Chapter 9	マイクロスコープを用いた低侵襲治療
Chapter 10	マイクロデンタルサージェリーの将来

ビジュアル マイクロサージェリー
口腔外科・インプラントにおける顕微鏡治療ガイドブック

柴原　清隆 著

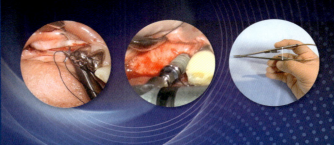

マイクロスコープを使い倒す！

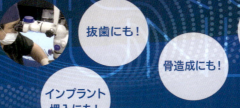

QUINTESSENCE PUBLISHING
クインテッセンス出版株式会社

●サイズ：A4判　●140ページ　●定価9,680円（本体8,800円＋税10%）

クインテッセンス出版株式会社
〒113-0033　東京都文京区本郷3丁目2番6号　クイントハウスビル
TEL 03-5842-2272（営業）　FAX 03-5800-7592　https://www.quint-j.co.jp　e-mail mb@quint-j.co.jp

付録

精密補綴処置に役立つ！　著者陣おすすめマテリアル一覧

　精密な補綴処置を行うためには，それをサポートするマテリアルが欠かせない．本項では，本別冊の執筆陣が愛用している，おすすめのマテリアルを紹介する．

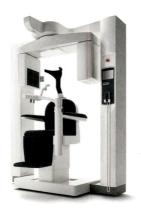

図1　3D Accuitomo F17D+（モリタ）．画像はメーカーのホームページより．

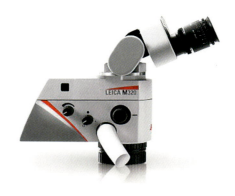

図2　ライカM320-D（モリタ）．画像はメーカーのホームページより．

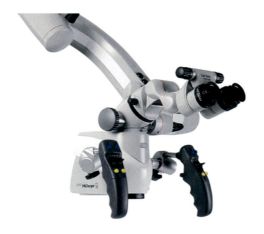

図3　OPMI PROergo（白水貿易／ジーシー）．画像は白水貿易ホームページより．

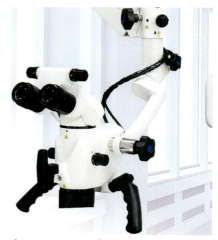

図4　ブライトビジョン（ペントロン ジャパン）．画像はメーカーのホームページより．

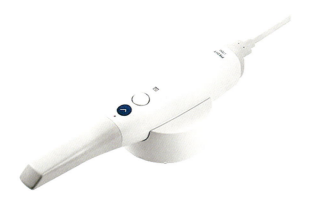

図5　メディット i700 スキャナー（ヨシダ）．画像はメーカーのホームページより．

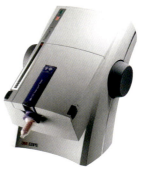

図6　ペンタミックス 3 印象材自動練和器（ソルベンタム）．画像はメーカーのホームページより．

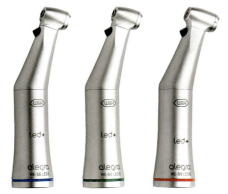

図7　アレグラ コントラアングル（白水貿易）．画像はメーカーのホームページより．

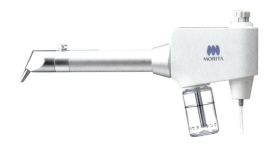

図8　アドプレップ（モリタ）．画像はメーカーのホームページより．

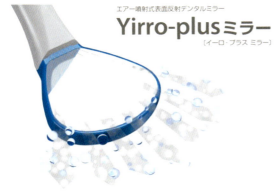

図9　イーロ・プラスミラー（ペントロン ジャパン）．画像はメーカーのホームページより．

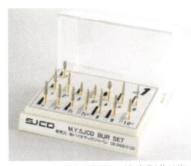

図10　SJCDバーセット（日向和田精密製作所）．画像はメーカーのホームページより．

付録

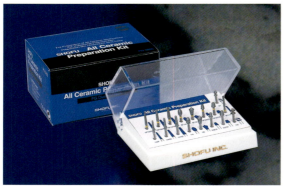

図11 オールセラミック プレパレーションキット(松風).画像はメーカーのホームページより.

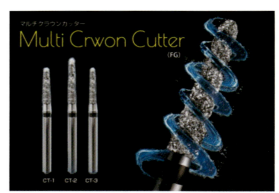

図12 マルチクラウンカッター(ビー・エス・エー サクライ).画像はメーカーのホームページより.

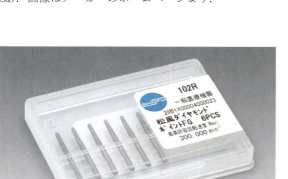

図13 ダイヤモンドポイントFG(松風).画像はメーカーのホームページより.

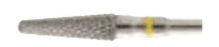

図14 コメット DFカッター(モモセ歯科商会).画像はメーカーのホームページより.

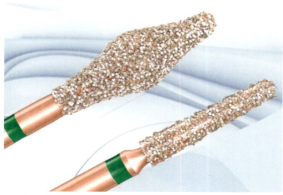

図15 プレミアムFGダイヤモンバー コアース "DIAO"(モモセ歯科商会).画像はメーカーのホームページより.

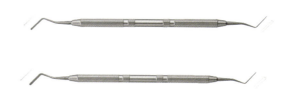

図16 ジンジパックインスツルメント.上:前歯用#0.3,下:臼歯用#0.3(YDM,モリタ).YDMホームページより.

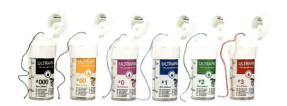

図17 ウルトラパック(ULTRADENT JAPAN). 画像はメーカーのホームページより.

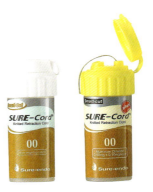

図18 シェアーコード, シェアーコードプラス(Sure-endo, ヨシダ). 画像はメーカーのホームページより.

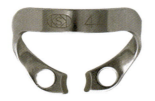

図19 ラバーダムクランプ44(デンテック). 画像はメーカーのホームページより.

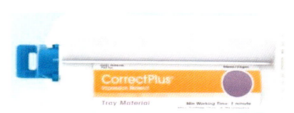

図20 コレクトクイックバイト(ペントロン ジャパン). 画像はメーカーのホームページより.

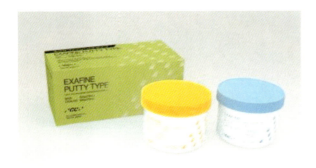

図21 エグザファイン パテタイプ(ジーシー). 画像はメーカーのホームページより.

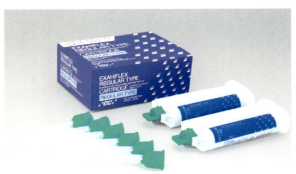

図22 エグザフレックス レギュラー インジェクション(ジーシー). 画像はメーカーのホームページより.

付録

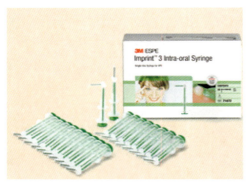

図23　インプリント™ 3 イントラオーラル シリンジ（ソルベンタム）．画像はメーカーのホームページより．

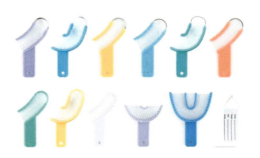

図24　3-IN-1 トレー（プレミアムプラスジャパン）．画像はメーカーのホームページより．

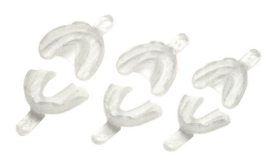

図25　3M™ インプレッショントレイ（ソルベンタム）．画像はメーカーのホームページより．

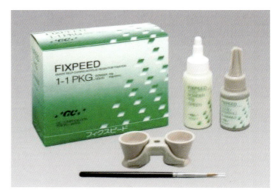

図26　FIXPEED（ジーシー）．画像はメーカーのホームページより．

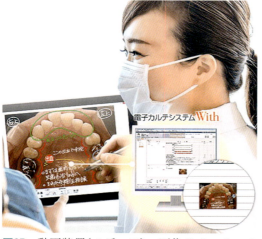

図27　動画装置（メディア）．画像はメーカーのホームページより．

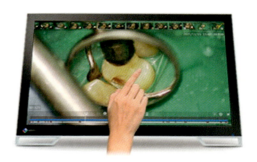

図28　ADMENIC-DVP2（カリーナシステム）．画像はメーカーのホームページより．

著者一覧

【監修者】

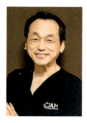

つじもと やすひさ
辻本 恭久

1979 年　日本大学松戸歯学部卒業
1983 年　日本大学大学院松戸歯学研究科修了（歯学博士）
1983 年　日本大学松戸歯学部歯内療法学講座助手
1986 年　日本大学松戸歯学部歯内療法学講座専任講師
1987 ～ 1989 年　米国 Forsyth Dental Center 客員研究員
2005 ～ 2007 年　松本歯科大学第二歯科保存学講座教授（非常勤）
2006 年　日本大学松戸歯学部歯内療法学講座助教授
2007 年　日本大学松戸歯学部歯内療法学講座准教授
2010 年　日本大学松戸歯学部歯内療法学講座診療教授
2012 年　日本ウェルネス歯科衛生専門学校校長
2018 年　日本大学松戸歯学部先端歯科治療学講座教授
2020 年　日本大学松戸歯学部付属病院マイクロスコープ特診外来臨床教授
2021 年～　松本歯科大学臨床教授
2023 年　日本大学特別職

＜所属学会等＞
日本歯科保存学会専門医・指導医／日本歯内療法学会専門医・指導医／日本顕微鏡歯科学会指導医／先端歯科画像研究会 CBCT 認定医／米国歯内療法学会国際会員

【著者】

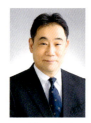

こばやし たいら
小林 平

1988 年　日本大学松戸歯学部卒業
1994 年　日本大学松戸歯学部補綴学第 2 講座助手
2001 年　日本大学松戸歯学部総合歯科診療学講座専任講師
2003 年　カナダ McGill 大学派遣研究員
2006 年　日本大学松戸歯学部クラウンブリッジ補綴学助教授
2014 年　College of Stomatology XI'AN JIAOTONG University Guest Professor
2021 年　日本大学松戸歯学部診療教授

＜所属学会等＞
日本補綴歯科学会専門医・指導医／日本顕微鏡歯科学会副会長・認定指導医／日本顎咬合学会・咬み合わせ指導医／日本デジタル歯科学会編集委員会・副委員長／日本口腔インプラント学会専門医

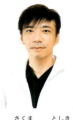

さくま としき
佐久間 利喜

1998 年　岩手医科大学歯学部卒業
2001 年　新栄町歯科医院開院
2008 年　医療法人社団尽誠会理事長就任
2014 年　新潟大学大学院医歯学総合研究科卒業

＜所属学会等＞
日本臨床歯科 CADCAM 学会指導医／日本顕微鏡歯科学会会員／日本歯科保存学会会員／日本歯内療法学会会員／日本口腔インプラント学会会員／日本遠隔医療学会会員／ Bassi Logic Endo System 公認インストラクター／マイティス・アローインプラント公認講師／鶴見大学歯学部非常勤講師

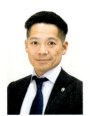

すがわら よしひろ
菅原 佳広

1997 年　日本歯科大学新潟歯学部卒業
2001 年　日本歯科大学大学院新潟歯学研究科修了
2001 年　日本歯科大学新潟歯学部附属病院総合診療科助手
2004 年　日本歯科大学新潟歯学部附属病院総合診療科講師
2014 年　日本大学新潟病院総合診療科准教授（～ 2021 年 12 月）
2022 年　月潟歯科クリニック勤務（現在に至る）
2023 年　徳島大学大学院医歯薬学研究部再生歯科治療学分野非常勤講師

＜所属学会等＞
日本顕微鏡歯科学会理事・認定指導医／日本歯科審美学会会員

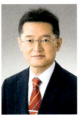

みつはし じゅん
三橋 純

1989 年　新潟大学歯学部卒業
1992 年　新潟市・三橋歯科医院勤務
1998 年　東京都大田区・荒木歯科医院勤務
2000 年　東京都世田谷区・デンタルみつはし開業
2006 年　日本顕微鏡歯科学会理事
2019 年　日本顕微鏡歯科学会会長
　　　　日本大学客員教授

＜所属学会等＞
日本顕微鏡歯科学会理事・認定指導医

クインテッセンス出版の書籍・雑誌は，
弊社Webサイトにてご購入いただけます．

PC・スマートフォンからのアクセスは…

歯学書　検索

弊社Webサイトはこちら

QUINTESSENCE PUBLISHING 日本

別冊 the Quintessence
マイクロスコープ動画88本で学ぶ！　精密補綴処置
支台歯形成，圧排，印象採得から，
プロビジョナルレストレーションの調整，患者説明まで

2024年10月10日　第1版第1刷発行

監　　修　辻本恭久（つじもとやすひさ）

著　　者　小林　平（こばやしたいら）/ 佐久間利喜（さくまとしき）/ 菅原佳広（すがわらよしひろ）/ 三橋　純（みつはしじゅん）

発 行 人　北峯康充

発 行 所　クインテッセンス出版株式会社
　　　　　東京都文京区本郷3丁目2番6号　〒113-0033
　　　　　クイントハウスビル　電話(03)5842-2270(代表)
　　　　　　　　　　　　　　　(03)5842-2272(営業部)
　　　　　　　　　　　　　　　(03)5842-2275(編集部)
　　　　　web page address　https://www.quint-j.co.jp

印刷・製本　サン美術印刷株式会社

©2024　クインテッセンス出版株式会社　　　禁無断転載・複写
Printed in Japan　　　　　　　　　　　　　落丁本・乱丁本はお取り替えします
ISBN978-4-7812-1033-9　C3047　　　　　　定価は表紙に表示してあります